U0221422

掌中宝系列

特效穴理疗

治百病掌中查

臧俊岐 | 主编

CTS K 湖南科学技术出版社

图书在版编目（CIP）数据

特效穴理疗治百病掌中查/臧俊岐主编. --长沙:湖南科学技术出版社,2017.9

（掌中宝系列）

ISBN 978-7-5357-9193-1

Ⅰ.①特… Ⅱ.①臧… Ⅲ.①理疗学 Ⅳ.①R454

中国版本图书馆CIP数据核字(2017)第015181号

TEXIAOXUE LILIAO ZHI BAIBING ZHANGZHONGCHA

特效穴理疗治百病掌中查

主　　编	臧俊岐
责任编辑	何　苗　王　李
文案统筹	深圳市金版文化发展股份有限公司
摄影摄像	深圳市金版文化发展股份有限公司
出版发行	湖南科学技术出版社
社　　址	长沙市湘雅路276号
	http://www.hnstp.com

湖南科学技术出版社天猫旗舰店网址：

　　　　　　http://hnkjcbs.tmall.com

印　　刷	深圳市雅佳图印刷有限公司
	（印装质量问题请直接与本厂联系）
厂　　址	深圳市龙岗区坂田大发路29号C栋1楼
版　　次	2017年9月第1版第1次
开　　本	890mm×1240mm　1/64
印　　张	4.5
书　　号	ISBN 978-7-5357-9193-1
定　　价	24.80元

前言
PREFACE

　　什么是特效穴？特效穴指的是取穴简单，一学就会，能在短时间内迅速缓解病情的穴位。而理疗就是运用一定的方法在人体的某些穴位进行操作，以达到消除疲劳、健身防病、延缓衰老的保健方法，同时还可以通过刺激特效穴位以达到消炎止痛、解郁散滞、去瘀生新、通利关节、正骨理筋、促进组织修复、调节内分泌等作用。

　　本书选取了人体121个特效穴位，以部位分类，简单明了地介绍了每个穴位的定位、理疗功效，针对生活中易患的病症选取3～4个特效穴位，通过自己理疗或者家人帮助理疗，能在短时间内迅速缓解病情。书中还配有清晰的穴位图、操作图及视频二维码，操作简单易学，让你能在学习穴位理疗的过程中收获健康。

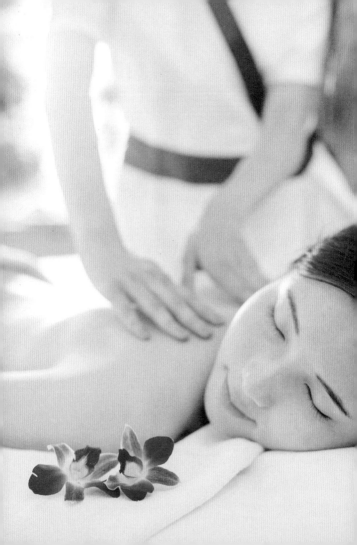

目录
CONTENTS

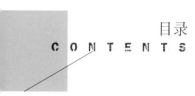

PART 1
养生防病需要老祖宗的智慧

经穴健体，吾将上下而求索 / 002

经穴的发展 / 002　　　　经穴的作用 / 005

学会点穴，随手疗百病 / 006

手指同身寸定位法 / 006　　　　体表标志定位法 / 007

骨度分寸定位法 / 008　　　　感知找穴法 / 009

做到四件事，身体好健康 / 010

"按"部就班，理疗不马虎 / 010

排"痧"见金，邪去身自安 / 017

"艾"不释手，健康不离身 / 020

一夫当"罐"，万邪莫开 / 024

理疗注意事项看这里 / 029

按摩TIPS / 029　　　　刮痧TIPS / 030

艾灸TIPS / 031　　　　拔罐TIPS / 032

PART 2

治病要简单，不必画出全幅"地图"

头面特效保健祛病穴

百会　醒神提中气 / 034

四神聪　镇静安心神 / 035

头维　明目除风寒 / 036

印堂　开窍治失眠 / 037

太阳　醒神去头疾 / 038

角孙　清热泻火佳 / 039

睛明　通络兼明目 / 040

攒竹　护眼解疲劳 / 041

丝竹空　明目祛风邪 / 042

承泣　明目散风热 / 043

四白　明目通经络 / 044

迎香　理气通鼻窍 / 045

人中　醒神散风邪 / 046

听宫　开窍宁心神 / 047

下关　消肿通耳络 / 048

颧髎　祛风消肿痛 / 049

翳风　通络聪耳目 / 050

地仓　开窍通经络 / 051

颊车　通络祛风热 / 052

承浆　通络消肿痛 / 053

肩颈特效保健祛病穴

风池　醒脑散风邪 / 054

风府　散风兼息风 / 055

哑门　息风开脑窍 / 056

廉泉　止痛利喉舌 / 057

肩井　活络消热肿 / 058

肩髃　活血利关节 / 059

肩髎　通络除风湿 / 060

肩中俞　通络宣肺气 / 061

肩外俞　止痛舒筋络 / 062

天宗　宽胸活经络 / 063

胸腹特效保健祛病穴

天突　理气清咽喉 / 064

中府　平喘畅气机 / 065

膻中　理气清肺痰 / 066

期门　理气健肝脾 / 067

日月　和胃利肝胆 / 068

大包　通络利胸胁 / 069

章门　疏肝利湿热 / 070

带脉　健脾调经带 / 071

中脘　和胃化痰湿 / 072

建里　消积健脾胃 / 073

水分　理气调水道 / 074

神阙　温阳救厥逆 / 075

天枢　理气健脾胃 / 076

关元　补气利湿热 / 077

气海　理气益肾精 / 078

中极　益肾调经带 / 079

归来　调经化血瘀 / 080

子宫　举陷调经气 / 081

腰背特效保健祛病穴

大椎　补虚解表证 / 082

定喘　理肺平咳喘 / 083

大杼　宣肺强筋骨 / 084

身柱　泻热宁心神 / 085

肺俞　理气解表证 / 086

心俞　调血安心神 / 087

膈俞　宽胸通血脉 / 088

至阳　利膈退黄疸 / 089

肝俞　明目利肝胆 / 090

胆俞　利胆化湿热 / 091

脾俞　利湿健脾胃 / 092

胃俞　和胃消积滞 / 093

三焦俞　利水强腰膝 / 094

肾俞　强腰理肾气 / 095

命门　补肾健腰脊 / 096

志室　固精强腰膝 / 097

大肠俞　疏肠化积滞 / 098

腰阳关　祛寒活经络 / 099

膀胱俞　通经利水湿 / 100

夹脊　安神和五脏 / 101

八髎　强腰理下焦 / 102

长强 解痉利湿热 / 103

上肢特效保健祛病穴

极泉 通络理气血 / 104

臂臑 理气通经络 / 105

少海 通络益心神 / 106

小海 散风定神志 / 107

尺泽 利肠清肺火 / 108

曲池 清热调气血 / 109

曲泽 和胃清暑热 / 110

手三里 利肠通经络 / 111

孔最 止血利肺咽 / 112

支沟 活络利三焦 / 113

外关 解表通经络 / 114

间使 通络安心神 / 115

内关 宁心和胃气 / 116

列缺 祛风通经络 / 117

通里 活络安心神 / 118

阴郄 固表滋心阴 / 119

神门 安神通经络 / 120

太渊　止咳调血脉 / 121

大陵　宽胸宁心神 / 122

阳溪　清热利关节 / 123

阳池　止痛调三焦 / 124

合谷　清热止疼痛 / 125

后溪　清心通经络 / 126

劳宫　醒神清心热 / 127

少冲　息风醒神志 / 128

少泽　开窍清心热 / 129

下肢特效保健祛病穴

血海　化湿调经血 / 130

梁丘　和胃通经络 / 131

犊鼻　通络消肿痛 / 132

膝阳关　祛风化湿 / 133

委中　凉血舒筋络 / 134

阳陵泉　利胆调肝气 / 135

阴陵泉　调经利水湿 / 136

足三里　活络培元气 / 137

上巨虚　和胃化积滞 / 138

丰隆　和胃化痰湿 / 139

承山　消痔活经络 / 140

三阴交　调理肝脾肾 / 141

地机　利湿调经带 / 142

悬钟　息风益肝肾 / 143

复溜　温阳补肾阴 / 144

昆仑　安神活经络 / 145

太溪　壮阳滋肾阴 / 146

照海　安神调下焦 / 147

商丘　化湿安心神 / 148

行间　清肝活经络 / 149

内庭　清热化积滞 / 150

太冲　疏肝利下焦 / 151

隐白　和血回厥逆 / 152

至阴　正胎清头目 / 153

涌泉　开窍滋肾阴 / 154

PART **3**

四两拨千斤，特效穴疗法妙用无穷

透过理疗法，纠正亚健康

头痛　按摩提神醒脑 / 156

偏头痛　按摩醒脑开窍 / 158

眩晕　艾灸补虚止眩 / 160

贫血　按摩培元固本 / 162

低血压　艾灸益气升阳 / 163

心律失常　按摩通心活络 / 164

失眠　按摩镇静安神 / 166

神经衰弱　艾灸醒脑安神 / 168

疲劳综合征　按摩缓解疲劳 / 169

肥胖症　拔罐瘦身降脂 / 170

抑郁症　按摩安神解郁 / 172

空调病　刮痧祛风散寒 / 173

手法理疗，赶走常见小病痛

感冒　拔罐祛风解表 / 174

咳嗽　刮痧化痰止咳 / 176

发热　拔罐退热除烦 / 178

中暑　刮痧清热开窍 / 180

慢性咽炎　拔罐润肺利咽 / 182

支气管炎　按摩清热化痰 / 184

肺炎　刮痧清热宣肺 / 186

胸闷　按摩宽胸理气 / 187

哮喘　按摩宣肺理气 / 188

打嗝　按摩宽胸利膈 / 190

呕吐　刮痧降逆止呕 / 192

胃痛　刮痧理气止痛 / 194

慢性胃炎　拔罐健脾养胃 / 196

慢性胆囊炎　刮痧疏肝利胆 / 198

腹胀　刮痧健脾助运 / 200

腹泻　艾灸涩肠止泻 / 202

便秘　刮痧润肠通便 / 204

痢疾　拔罐通肠导滞 / 206

痔疮　拔罐消肿止痛 / 208

睑腺炎　刮痧清热消肿 / 210

鼻炎　艾灸通关开窍 / 211

牙痛　刮痧泄热止痛 / 212

咽喉肿痛　拔罐消肿止痛 / 214

急性扁桃体炎　刮痧清热消肿 / 216

颈椎病　艾灸活血通络 / 218

小腿抽筋　艾灸散寒止痛 / 219

两性健康，夫妻更和谐

前列腺炎　刮痧利尿通淋 / 220

膀胱炎　拔罐清利湿热 / 222

尿潴留　刮痧清热通淋 / 224

早泄　艾灸益肾填精 / 226

阳痿　按摩壮阳益肾 / 228

遗精　刮痧益肾固精 / 230

阴囊潮湿　刮痧清热利湿 / 232

不育症　拔罐补肾壮阳 / 233

月经不调　刮痧调经统血 / 234

痛经　艾灸温经止痛 / 236

闭经　按摩行气活血 / 238

带下病　按摩燥湿止带 / 240

崩漏　拔罐固摄调经 / 242

子宫脱垂　艾灸升阳固脱 / 244

慢性盆腔炎　拔罐清热利湿 / 246

乳腺增生　刮痧通乳散结 / 248

围绝经期综合征　刮痧宁心安神 / 250

不孕症　按摩调理生殖 / 251

理疗更健康，中老年人越活越年轻

高血压　刮痧清热宁神 / 252

糖尿病　按摩滋阴降糖 / 254

冠心病　按摩养心安神 / 256

高脂血症　刮痧降脂减重 / 258

脑卒中后遗症　按摩补益肝肾 / 260

脂肪肝　拔罐降脂利肝 / 262

肩周炎　刮痧消肿止痛 / 263

腰椎间盘突出　拔罐强健腰膝 / 264

骨质疏松　按摩强健骨骼 / 265

风湿性关节炎　按摩舒筋通络 / 266

阿尔茨海默病　按摩醒脑益智 / 267

附录　病症特效穴疗法笔画索引 / 268

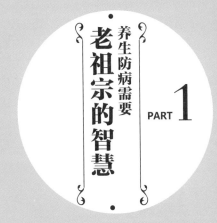

PART 1

养生防病需要
老祖宗的智慧

养生防病除了用药，
还需要老祖宗的智慧，
而经穴疗疾是老祖宗留下的宝贵遗产之一，
包括经络、腧穴、理疗方法及临床治疗等。
由于其具有操作简便、适应证广、
疗效明显和经济安全等优点，
因此数千年来深受养生爱好者的欢迎。

经穴健体，吾将上下而求索

⊙ 经穴的发展

经穴是人们在长期的医疗实践中发现的治病部位。远古时代，当身体某一部位或脏器发生疾病时，我们的祖先发现在病痛局部砭刺、叩击、按摩、针刺、火灸，可减轻或消除病痛。这种"以痛为输"所认识的经穴，既无定位，又无定名，是认识经穴的最初阶段。

在医疗实践中，对体表施术部位及其治疗作用的了解逐步深入，积累了较多的经验，认识到有些经穴有确定的位置和主治的病证，并给以位置的描述和命名。这是经穴发展的第二阶段，即定位、定名阶段。

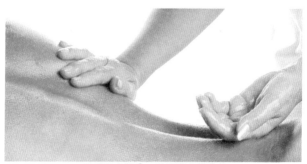

了解经穴发展，利用经穴健体

随着对经络以及经穴主治作用认识的不断深化，古代医家对经穴的主治作用进行了归类，并与经络相联系，说明经穴不是体表孤立的点，而是与经络脏腑相通。通过不断总结、分析归纳，逐步将经穴分别归属各经。这是经穴发展的成熟阶段，即定位、定名、归经阶段。

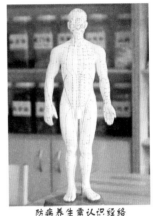

防病养生需认识经络

著名医典《黄帝内经》中记载了160个穴位名称。晋代皇甫谧编纂了我国现存的针灸专科开山名作《针灸甲乙经》，对人体340个穴位的名称、别名、位置和主治——进行了论述。至宋代，王惟一重新厘定穴位，撰著《铜人经穴针灸图位》，并且首创研铸专供针灸教学和考试用的两座针灸铜人，其造型之逼真，端刻之精确，令人叹服。可见，很早以前，我国古代医学家就知道依据经穴治病，并在长期实践过程中形成了经穴学的完整理论体系。

直至现代，学者总结出人体周身约有52个单穴、309个双穴、50个经外奇穴，共约720个穴位。绝大多数"穴位"所在的位置都是在骨骼的间隙或凹陷里，而且一般处于骨骼间隙的两端和中间，如果不在骨骼的间隙或凹陷里，那么其"穴位"下面必定有较大或较多的血管或体液经过，如手部和腹部。

为什么会这样呢？因为血液或体液流通时，容易滞留在这些位置上，从而也就形成了"穴位"这种特殊的现象。所以我们也经常可以读到这样的描述：穴位在骨之间或凹陷处等。

现代研究发现，穴位与神经是相关联的，某一穴位与某一脏器的神经往往同属于一个脊髓节段。穴位处的温度比其他部位的温度略高，与血管、淋巴结关系密切。研究者们相信，人体穴位既与神经系统密切相关，又与血管、肌肉、肌腱等组织有关。

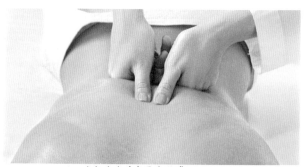

大部分穴位在骨之间或凹陷处

⊙ 经穴的作用

近治作用。这是一切经穴主治作用所具有的共同特点，如所有经穴均能治疗该穴所在部位及邻近组织、器官的局部病症。

远治作用。这是十四经穴主治作用的基本规律。在十四经穴中，尤其是十二经脉在四肢肘膝关节以下的经穴，不仅能治疗局部病症，

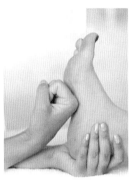

足底部穴位可治疗足痛

还可治疗本经循行所及的远隔部位的组织器官脏腑的病症，有的甚至可影响全身的功能。如合谷穴不仅可治上肢病，还可治颈部及头面部疾患，同时还可治疗外感发热病；足三里不但可以治疗下肢病，而且对调整消化系统功能，甚至是人体防卫功能、免疫反应等方面都具有一定的作用。

特殊作用。指某些经穴所具有的双重性良性调整作用和相对特异性。如天枢可治泻泄，又可治便秘；内关在心动过速时可减慢心率，心动过缓时，又可提高心率。特异性如大椎退热、至阴矫正胎位等。

学会点穴，随手疗百病

⊙ 手指同身寸定位法

手指同身寸度量取穴法是指以患者本人的手指为标准度量取穴，是临床取穴定位常用的方法之一。这里所说的"寸"，与一般尺制度量单位的"寸"是有区别的，是用被取穴者的手指作尺子测量。由于人有高矮胖瘦之分，不同的人用手指测量到的一寸也不等长。因此，测量穴位时要用被测量者的手指作为参照物，才能准确地找到穴位。

拇指同身寸：拇指指间关节的横向宽度为1寸。

中指同身寸：中指中节屈曲，内侧两端纹头之间作为1寸。

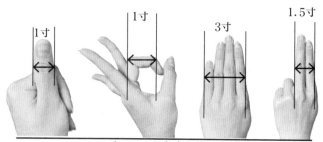

常用取穴同身寸示意图

横指同身寸：又称"一夫法"，指的是示指、中指、无名指、小指并拢，以中指近端指间关节横纹为准，四指横向宽度为3寸。

另外，示指和中指二指指腹横宽（又称"二横指"）为1.5寸。示指、中指和无名指三指指腹横宽（又称"三横指"）为2寸。

⊙ 体表标志定位法

固定标志：常见判别穴位的标志有眉毛、乳头、指甲、趾甲、脚踝等。如：神阙位于腹部脐中央；膻中位于两乳头中间。

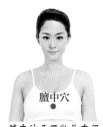

膻中位于两乳头中间

动作标志：需要作出相应的动作姿势才能显现的标志，如张口取耳屏前凹陷处，即为听宫穴。

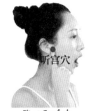

张口取听宫

⊙ 骨度分寸定位法

骨度分寸定位法法始见于《灵枢·骨度》篇，它是将人体的各个部位分别规定其折算长度，作为量取腧穴的标准。如前后发际间为12寸；两乳间为8寸；胸骨体下缘至脐中为8寸；耳后两乳突（完骨）之间为9寸；肩胛骨内缘至背正中线为3寸；肩峰缘至背正中线为8寸；腋前（后）横纹至肘横纹为9寸；肘横纹至腕横纹为12寸；股骨大粗隆（大转子）至膝中为19寸；膝中至外踝尖为16寸。

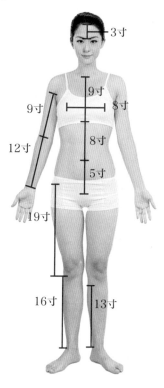

常用骨度分寸示意图

部位	起止	寸数	量法
头部	前发际到后发际	12	直
	耳后两乳突之间	9	横
	眉心到前发际	3	直
胸腹部	天突穴到剑突处	9	直
	剑突到肚脐	8	直
	脐中到耻骨联合部	5	直
	两乳头之间	8	横
侧身部	腋窝下到季胁	12	直
	季胁下到髀枢	9	直
上肢部	腋前纹头到肘横纹	9	直
	肘横纹到腕横纹	12	直
下肢部	耻骨联合处到股骨下端内侧髁	18	直
	胫骨下端内侧髁到内踝尖	13	直
	髀枢到外膝眼	19	直
	外膝眼到外踝尖	16	直

常用骨度分寸尺度表

⊙ 感知找穴法

　　身体感到不适，用手指压一压，捏一捏，摸一摸，如果有痛感、硬结、痒等感觉，或与周围皮肤有温度差如发凉、发烫，或皮肤出现黑痣、斑点，那么这个地方就是所要找的穴位。感觉疼痛的部位，或者按压时有酸、麻、胀、痛等感觉的部位，可以作为阿是穴进行治疗。阿是穴一般在病变部位附近，也可在距离病变部位较远的地方。

做到四件事，身体好健康

⊙ "按"部就班，理疗不马虎

按摩是中医治疗疾病的手段，也是老百姓日常保健的常用手法，按摩的方法不同，其效果也不一样。中医按摩穴位的原则是：实证应该按顺时针方向按摩，虚证则应按逆时针方向按摩。

压法

以肢体在施术部位压而抑之的方法被称为压法。压法具有疏通经络、活血止痛、镇静安神、祛风散寒和舒筋展肌的作用，经常被用来进行胸背、腰臀以及四肢等部位的推拿。

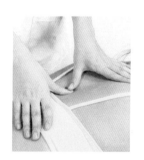

指压法

以手指用力按压穴位。常用的操作方法有两种：①用较强的压力抵紧穴位，然后顺着一定的方向反复滑动；②以中等强度的压力持续抵压穴位，手指不滑动。

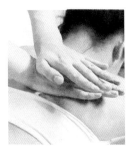

掌压法

两手相叠，用手掌部按压穴位或病患部位。本法用力较重，可持续按压，亦可呈间歇性按压，多用于腰脊等处，有行气活血、舒筋止痛的功效。

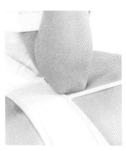

肘压法

用肘部按压治疗部位的手法，称为肘压法。本法的动作比掌压法重，刺激强烈，所以仅适用于肌肉发达且厚实的部位，如背部、腰臀部等。

点法

用指端、肘尖或屈曲的指关节突起部分着力，点压在一定部位的推拿手法称为点法，又称点穴。点穴时也可瞬间用力点按人体的穴位，具有开通闭塞、活血止痛、解除痉挛、调整脏腑功能的作用。

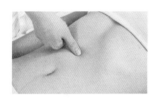

拇指指端点法

手握空拳，拇指伸直并紧靠于示指中节，用拇指端点压一定的部位。

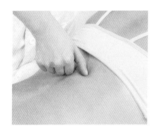

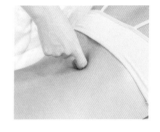

屈拇指点法

拇指屈曲，用拇指关节桡侧点压一定部位，操作时可用拇指端抵在示指中节外缘以助力。

屈示指点法

示指屈曲，用示指第一指间关节突起部分点压一定部位，操作时可用拇指末节内侧缘紧压示指指甲部以助力。

捏法

捏法就是用拇指、示指和中指相对用力，提捏身体某一部位皮肤肌肉的推拿手法。捏法的动作和拿法相似，只是用力较轻微，动作较小。捏法施用于脊柱两侧部位，就是我们平时所称的"捏脊"。捏法适用于头部、颈部、四肢和脊背，具有活血化瘀、舒经活络、安神益智的作用，能够治疗消化道疾病、月经不调、神经衰弱等多种慢性疾病。

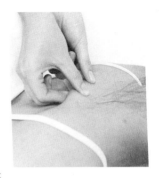

掐法

掐法指的是以拇指指甲在一定的部位或穴位上用力按压的一种推拿手法。掐法适用于面部及四肢部位的穴位，是一种强刺激的手法，具有开窍解痉的功效，如掐人中穴可以解救中暑及晕厥者。

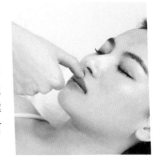

拿法

以单手或者双手的拇指与其余四指相对，握住施术部位，相对用力，并做持续、有节律的提捏方法，称为拿法。本法主要用于颈部、肩背部及四肢部位。在临床应用的时候，拿后需配合揉摩动作，以缓解刺激引起的不适。

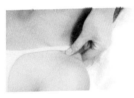

二指拿法

用拇指和示指提拿按摩部位，一般适用于颈项部、骨关节处。

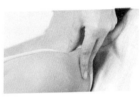

三指拿法

用拇指、示指和中指提拿按摩部位，逐渐用力内收，提起肌肤，做轻重交替的提捏或揉捏。

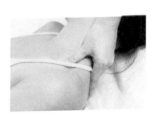

掌拿法

拇指与四指分开，用掌部力量提拿推拿部位，具体操作时，手法要沉稳而柔和。

按法

用指、掌或肘深压于体表一定部位或穴位的推拿手法，称为按法，是一种较强刺激的手法，有镇静止痛的作用。指按法适用于全身各部位穴位；掌根按法常用于腰背及下肢部位穴位；肘按法压力最大，多用于腰背、臀部和大腿部位穴位。

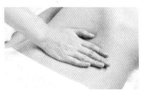

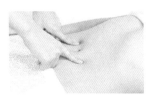

掌按法

用掌根或者全掌着力于体表某一部位或穴位上，逐渐用力下压，称为掌按法。

指按法

用手指着力于体表某一部位或穴位上，做一掀一压的动作，逐渐用力下压，称为指按法。

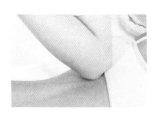

肘按法

用手肘的力量着力于体表的某一部位或穴位上，逐渐用力下压，称为肘按法。

揉按法

揉按法指的是用指腹和掌根置于一定的部位上进行短时间的按压，再做旋转揉动或边按边揉的推拿方法。按揉法能够开窍提神、调和气血、散寒止痛。

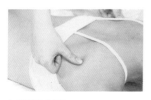

拇指按揉法

以拇指指腹置于施术部位进行短时间的按压，再旋转揉动或边按边揉。

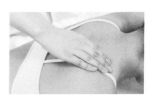

多指按揉法

以多指指腹置于施术部位进行短时间的按压，再旋转揉动或边按边揉。

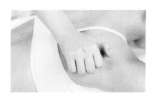

鱼际按揉法

用大鱼际或小鱼际置于身体上进行按压，再旋转揉动或边按边揉。

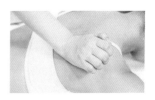

掌根按揉法

用手掌根部置于施术部位进行短时间按压，再旋转揉动或边按边揉。

⊙ 排"痧"见金，邪去身自安

面刮法

面刮法是最常用的刮拭方法。手持刮痧板，向刮拭的方向倾斜30°～60°，依据部位的需要，将刮痧板的1/2长边或全部长边接触皮肤，自上而下或从内到外均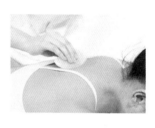匀地向同一方向直线刮拭，适用于身体平坦部位的经络和穴位。

角刮法

使用刮痧板的角部在穴位处自上而下进行刮拭，刮板面与皮肤呈45°方向，适用于肩部、胸部等部位或穴位的刮痧，刮拭时要注意不宜过于生硬，因为角刮法比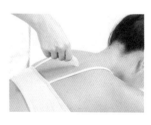较便于用力，所以要避免用力过猛而伤害皮肤。

平刮法

手法与面刮法相似，只是刮痧板向刮拭的方向倾斜的角度小于15°，而且向下的渗透力也较大，刮拭速度缓慢。

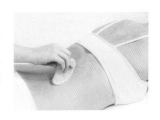

推刮法

推刮法的操作手法与面刮法大致相似，刮痧板向刮拭的方向倾斜的角度小于45°，压力大于平刮法，速度比平刮法慢。

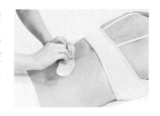

点刮法

将刮痧板角部与要刮拭部位呈90°向下按压，由轻到重，逐渐加力，片刻后快速抬起，使肌肉复原，反复多次。

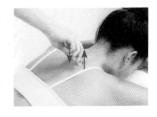

立刮法

刮痧板角部与刮拭部位呈90°，刮痧板始终不离皮肤，并施以一定的压力，在约1寸长的皮肤上做短间隔前后或左右的摩擦刮拭。

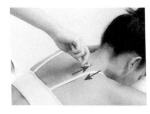

按揉法

垂直按揉法

将刮痧板的边沿以90°按压在穴区上，刮痧板与所接触的皮肤始终不分开，做柔和的慢速按揉。

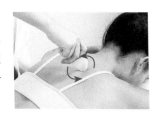

平面按揉法

用刮痧板角部的平面以小于20°的方向按压在穴位上，做柔和迟缓的旋转，刮痧板角部平面与所接触的皮肤始终不分开。

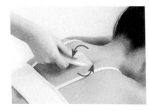

⊙ "艾"不释手，健康不离身

艾炷灸

艾炷灸就是将艾炷直接或间接置于穴位上施灸的方法。用艾绒做成大小不等的圆锥形艾团称为艾炷。其制作方法很简单：先将艾绒置于手心，用拇指搓紧，再放到平面桌上，以拇指、示指、中指捻转成上尖下圆底平的圆锥状。麦粒大者为小炷，黄豆大者为中炷，蚕豆大者为大炷。在施灸时，每燃完一个艾炷，我们称为一壮。施灸时的壮数多少、艾炷大小，可根据疾病的性质、病情的轻重、体质的强弱而定。艾炷灸可分为直接灸和间接灸两大类。

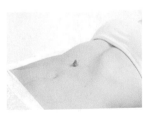

直接灸

把艾炷直接置于皮肤上施灸，多用中、小艾炷。可在施灸穴位的皮肤上涂少许石蜡油或其他油剂，使艾炷易于固定，然后将艾炷直接置于穴位上，用火点燃尖端。当患者有灼热感时，用镊子将艾炷夹走，再更换新艾炷施灸。此法适用于一般虚寒证及眩晕、皮肤病等。

间接灸

艾炷与皮肤之间垫上某种药物而施灸，具有艾灸和药物的双重作用。间接灸根据其衬隔物品的不同，可分为隔盐灸、隔蒜灸、隔姜灸等。

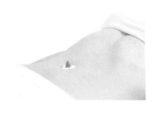

隔盐灸

用于脐窝部（神阙穴）施灸。操作时用食盐填平脐孔，再放上姜片和艾炷施灸。若患者脐部凸起，可用水调面粉，搓成条状围在脐周，再将食盐放入面圈内隔姜施灸。本法对痢疾、四肢厥冷等有效。

隔蒜灸

取新鲜独头大蒜，切成厚约0.3厘米的蒜片，用细针于中间穿刺数孔，放于穴位或患处，上置艾炷点燃施灸。每灸4~5壮更换蒜片，每穴1次灸足7壮。本法适用于治疗痈、疽、疮、疖等病症。

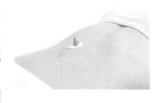

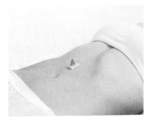

隔姜灸

用厚约0.3厘米的生姜一片，在中心处用针穿刺数孔，上置艾炷放在穴位上施灸，患者感觉灼热不可忍受时，可用镊子将姜片向上提起，衬一些纸片或干棉花，放下再灸，或用镊子将姜片提举稍离皮肤，灼热感缓解后重新放下再灸，直到局部皮肤潮红为止。此法简便，易于掌握，一般不会引起皮肤烫伤，可以根据病情反复施灸，对虚寒病症，如腹痛、泄泻、痛经等，均有疗效。

艾条灸

将艾条点燃后在穴位或病变部位进行熏灸的方法称为艾条灸法。艾条灸是目前人们最为常用的灸法，因其方便、安全、操作简单，最适于进行家庭自我保健和治疗，分温和灸、雀啄灸和回旋灸。

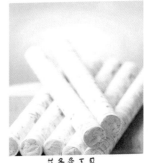

艾条灸工具

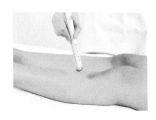

温和灸

施灸者手持点燃的艾条，对准施灸部位，在距皮肤3厘米左右的高度进行固定熏灸，使施灸部位温热而不灼痛，一般每处需灸5分钟左右。温和灸时，在距离上要由远渐近，以患者自觉能够承受为度。

回旋灸

施灸者手持燃着的艾条，在施灸部位的上方约3厘米高度，根据病变部位的形状做速度适宜的上下、左右往复移动或反复

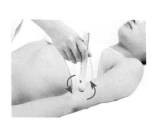

旋转熏灸，使局部3厘米范围内的皮肤温热而不灼痛。

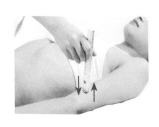

雀啄灸

施灸者手持点燃的艾条，在施灸穴位皮肤的上方约3厘米处，如鸟雀啄食一样做一上一下的活动熏灸，而不固定于一定的高度。

⊙ 一夫当"罐"，万邪莫开

常规拔罐法

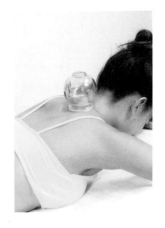

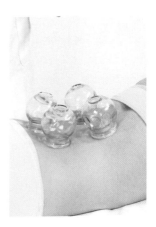

单罐法

用于病变范围较小的病或压痛点，可按病变或压痛的范围大小，选用适当口径的火罐。如胃病在中脘穴拔罐；冈上肌肌腱炎在肩髃穴拔罐等。

多罐法

用于病变范围比较广泛的疾病，可按病变部位的解剖形态等情况，酌量选择吸拔个数，如某一肌束劳损时可按肌束的位置成行排列吸拔多个火罐。

走罐法

走罐法一般用于治疗病变部位较大，肌肉丰厚而平整的部位，或者需要在一条或一段经脉上拔罐的情况，宜选用玻璃罐或陶瓷罐，罐口应平滑，以防划伤皮肤。具体操作方法是，先在将要施术的部位涂抹适量的润滑液，然后用闪火法将罐吸附于皮肤上，循着经络或需要拔

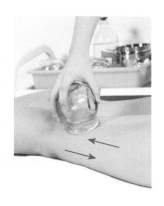

罐的线路来回推罐，至皮肤出现瘀血为止。操作时应注意根据患者的病情和体质调整罐内的负压，以及走罐的快、慢、轻、重。罐内的负压不可过大，否则走罐时由于疼痛较剧烈，患者将无法接受；推罐时应轻轻推动罐的颈部后边，用力要均匀，以防火罐脱落。走罐法对不同部位应采用不同的行罐方法：如腰背部沿垂直方向上下推拉；胸胁部沿肋骨走向左右平行推拉；肩、腹部采用罐具自转或在应拔部位旋转移动的方法；四肢部沿长轴方向来回推拉等。

闪罐法

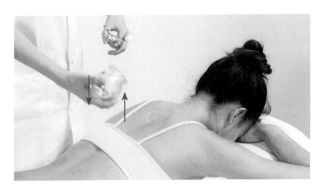

闪罐法是临床常用的一种拔罐手法，一般多用于皮肤不太平整、容易掉罐的部位。具体操作方法是用镊子或止血钳夹住蘸有适量酒精的棉球，点燃后送入罐底，立即抽出，将罐拔于施术部位，然后将罐立即起下，按上法再次吸附于施术部位，如此反复拔起多次至皮肤潮红为止。通过反复的拔、起，使皮肤反复地紧、松，反复地充血、不充血、再充血，形成物理刺激，对神经和血管有一定的兴奋作用，可增加细胞的通透性，改善局部血液循环及营养供应，适用于治疗肌萎缩、局部皮肤麻木、酸痛或一些较虚弱的病症。使用闪罐法时要避免罐口反复加热烫伤皮肤。

转罐法

转罐法是先用闪火法将罐吸于皮肤上，然后手握罐体，来回转动的方法。操作时手法宜轻柔，转罐宜平稳，防止掉罐。转动的角度要适中，角度过大患者不能耐受，过小

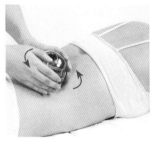

无法达到刺激量。注意罐口应平滑，避免转动时划伤皮肤。转罐法可与走罐法配合应用。

留罐法

留罐法又称坐罐法，是指将罐吸附在应拔部位后留置一段时间的拔罐方法。此法是临床最常用的一种罐法，留罐法主要用于以寒邪为主的疾患、脏腑病。如经络受邪（外邪）、气血瘀滞、外感表证、麻木、消化不良、神经

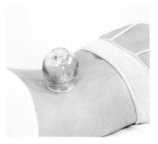

衰弱、高血压等病症，用之均有良效。治疗实证用泻法，即用单罐口径大、吸拔力大的泻法，或用多罐密排、吸拔力大，吸气时拔罐，呼气时起罐的泻法。治疗虚证用补法，即用单罐口径小、吸拔力小的补法，或用多罐疏排、吸拔力小，呼气时拔罐，吸气时起罐的补法。

响罐法

响罐法是指在罐具吸定后，稍加推拉或旋转随即用力将罐具拔下，发出"啪"的响声的一种拔罐方法。如此反复吸拔，重复操作多次，以皮肤潮红或呈紫红色为度。此法与闪罐法功效相同，通常用小口径罐具在局部面积较小的部位施术。

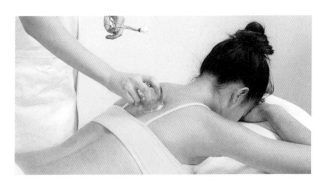

理疗注意事项看这里

⊙ 按摩TIPS

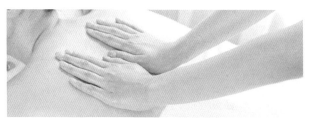

按摩时需洗净手，不可佩戴首饰

1. 按摩前要将手洗干净　用温水洗手，要修剪指甲。同时要将妨碍按摩的一切首饰品如手表、戒指、珠子等都摘掉。

2. 按摩时要说明自己的按摩流程　从哪里到哪里，时间多久等，一般来说，按摩20~30分钟为宜。

3. 根据天气选择合适的环境　夏天要选择空气流通，安静的环境；冬天应保持室内温暖，手要暖和。

4. 注意情绪　有情绪波动，如大怒、大悲、大恐等极端情绪时则不要按摩，要安抚其情绪。

5. 选择方法与力度　给肥胖者按摩时，力度可稍大，给体瘦者按摩时力度要轻；在肌肉丰厚的地方力度要重，而肌肉薄弱的地方力度要轻。

⊙ **刮痧TIPS**

1. 避风和注意保暖很重要 刮痧时皮肤汗孔处于开放状态，如遇风寒之邪，邪气会直接进入体内，不但影响刮痧的疗效，还会引发新的疾病。因此刮痧半小时后才能到室外活动。

2. 刮完痧后要喝一杯热水 刮痧过程使汗孔开放，邪气排出，会消耗部分体内津液，刮痧后喝1杯热水，可补充水分，还可促进新陈代谢。

3. 刮痧后3小时内不要洗澡 刮痧后毛孔都是张开的，要等毛孔闭合后再洗澡，避免风寒之邪侵入体内。

4. 不可一味追求出痧 刮至毛孔清晰就能起到排毒的作用。有些部位是不能刮出痧的，此外，室温低也不易出痧。所以，刮拭的时候不要一味追求出痧，以免伤害到皮肤。

5. 每次只治疗一种病症，且不要大面积刮拭 刮痧的时候要一次只治疗一种病，并且刮拭时间不可太长。

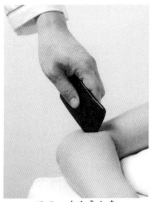

不可一味追求出痧

⊙ 艾灸TIPS

1. 精神集中 术者在施灸时要聚精会神，以免烫伤患者皮肤或损坏患者衣物。

2. 灸量适宜 对昏迷的患者、肢体麻木及感觉迟钝的患者和小儿，在施灸过程中灸量不宜过大。

3. 判断是否适宜艾灸 如果患者的情绪不稳，或在过饥、过饱、醉酒、劳累、阴虚内热等状态下，要尽量避免使用艾灸疗法。

4. 灸前灸后宜饮水 患者在艾灸前最好喝一杯温水，水的温度应宜略高于体温为宜，每次灸治结束后再补充一杯热水。

5. 正确处理不良反应 施灸的过程如果出现发热、口渴、出红疹、皮肤瘙痒等异常症状时，一般不要惊慌，继续采用艾灸疗法灸治下去，这些症状很快就会消失。

6. 把握时间、穴位与热度 施灸的时间长短应该是循序渐进的，施灸的穴位也应该由少至多，热度也是逐渐增加的。

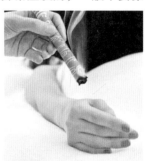

艾灸时需把握热度

⊙ 拔罐TIPS

1. 保持室温 拔罐时，室内需保持20℃以上的温度。最好在避风向阳处。

2. 暴露施术部位 患者以俯卧位为主，充分暴露施术部位。

3. 控制吸附力 拔罐时的吸附力过大时，可按挤一侧罐口边缘的皮肤，稍放一点空气进入罐中。

4. 随病情施术 一般病情轻或有感觉障碍者（如下肢麻木者）拔罐时间要短；病情重、病程长、病灶深及疼痛较剧者，拔罐时间可稍长，吸附力可稍大。

5. 适当处理不良反应 若出现头晕、恶心、呕吐、面色苍白、出冷汗、四肢发凉等症状，应及时取下罐具，将患者以仰卧位平放，轻者可给予少量温开水，重者针刺人中、合谷穴。

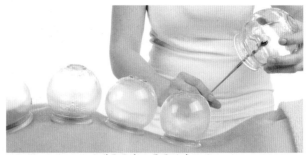

拔罐需要充分暴露施术部位

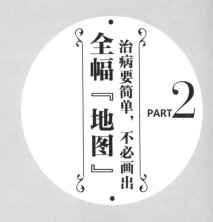

治病要简单，不必画出

全幅『地图』

PART2

经络穴位遍布全身，
但我们不必花时间去记住所有穴位，
因为每个人体内都有一个"小药箱"，
那就是人身体中某些特殊的穴位，
通过不同的刺激功效能激发其生理功能，
可起到类似药物的治疗作用。

百会

▶ 醒神提中气

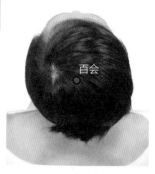

百会

百会穴是全身阳气会聚的地方，位于人体正中的最高部位，如同《针灸大成》中所说的"犹天之极星居北"，意思就是，它就像人体的北极星，对全身的穴位有着绝对重要的统领作用。

定位

位于头部，当前发际正中直上5寸，或两耳尖连线的中点处。

息风醒脑	升阳固脱
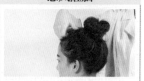	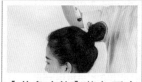
【按摩功效】按摩百会可以治疗头痛、眩晕、惊悸、健忘、脑卒中不语、癫狂病、痔疮等病症。	【艾灸功效】艾灸百会可以治疗耳鸣、脱肛、虚寒泄泻、崩漏、胃下垂、子宫脱垂等病症。

四神聪

▶ 镇静安心神

对于长期失眠、神经衰弱的患者，大脑处于一种倦怠状态，刺激四神聪穴可帮助睡眠、安神定志；对于好动、注意力难集中的小儿，父母经常刺激此穴，可促进孩子脑部发育、开发智力。

定位

位于头顶部，当百会前后左右各1寸，共四穴。

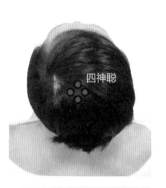

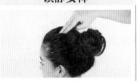

镇静安神	清头明目
【按摩功效】按摩四神聪可以治疗失眠、健忘、癫痫、精神病、大脑发育不全等病症。	【艾灸功效】艾灸四神聪可以治疗头痛、眩晕、视物模糊、脑血管病后遗症等病症。

头维

▶ 明目除风寒

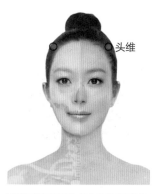

头维

头维穴为足阳明胃经在头角部的腧穴，常为治疗湿邪内侵的头部腧穴。湿为阴邪，易袭阳位，其性重浊，所以感受湿邪时会有头痛如裹、困重的感觉。刺激本穴，可有效缓解湿邪头痛。

定位

位于头侧部，当额角发际上0.5寸，头正中线旁4.5寸。

明目止痛	散寒除湿
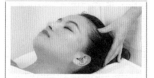	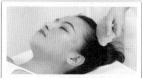
【按摩功效】按摩头维可以治疗偏头痛、目眩、目痛、迎风流泪、视物不明等病症。	【刮痧功效】刮拭头维可以治疗头痛如裹、头重脚轻、面神经麻痹、精神分裂症等病症。

印堂
▶ 开窍治失眠

印堂穴属经外奇穴，有醒脑安神、改善头痛的作用，尤其是对前额头痛及其引起的失眠有奇效，经常刺激此穴，可增强鼻黏膜上皮细胞的增生能力，并能刺激嗅觉细胞，缓解鼻炎及其引起的头昏。

定位

位于额部，当两眉头之中间处即是。

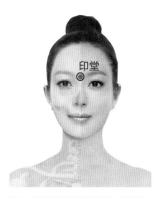

印堂

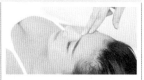

通鼻开窍

【按摩功效】按摩印堂可以治疗头痛、头晕、鼻炎、呕吐、颜面疔疮、三叉神经痛等病症。

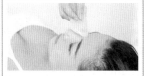

清头明目

【刮痧功效】刮拭印堂可以治疗头痛、失眠、目赤肿痛、高血压、脑卒中后遗症等病症。

太阳

▶ 醒神去头疾

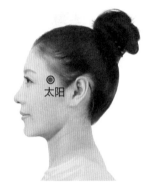

太阳

太阳穴属经外奇穴，《达摩秘方》中将揉按此穴列为"回春法"，认为常用此法可保持大脑的青春常在。当人们长时间连续用脑后，太阳穴往往会出现重压或胀痛的感觉，这时施以按摩效果会很显著。

定位

位于颞部，当眉梢与目外眦之间，向后约一横指的凹陷处。

通络止痛

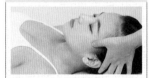

【按摩功效】按摩太阳可以治疗头痛、偏头痛、头晕、脑卒中后遗症、三叉神经痛等病症。

清肝明目

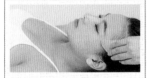

【刮痧功效】刮拭太阳可以治疗头痛、偏头痛、眩晕、牙痛、目赤肿痛、睑腺炎等病症。

角孙穴是人体重要的清热穴位。"火"为阳邪，易伤津耗气，具有向上燔烧的特性。体有邪火，故临床上病症多见于上部，如：头痛、齿痛等。适当刺激本穴，可有效疏泄火热，改善上部热证。

角孙

▶ 清热泻火佳

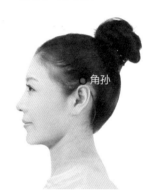

角孙

定位

位于头部，折耳郭向前，当耳尖直上入发际处。

疏风活络	清头明目
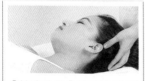	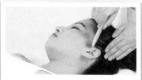
【按摩功效】按摩角孙可以治疗头痛、眩晕、面神经麻痹、腮腺炎、偏头痛等病症。	【刮痧功效】刮拭角孙可以治疗齿龈肿痛、耳肿痛、目痛、视神经炎、视网膜出血等病症。

睛明

▶ 通络兼明目

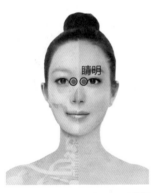

睛明

现代社会科技发达，电子通信日新月异，尤其是长时间对着电脑工作会感觉眼睛涩痛，刺激睛明穴能改善眼部血液循环，保护视力，改善眼睛干涩、视物模糊等病症，有效缓解视疲劳。

定位

位于面部，目内眦角稍上方凹陷处。

祛风通络

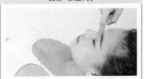

【按摩功效】按摩睛明可以治疗头痛、呃逆、面神经麻痹、心动过速等病症。

泄热明目

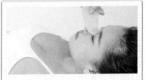

【刮痧功效】刮拭睛明可以治疗目赤肿痛、雀目、视物不明、结膜炎、泪囊炎等病症。

现代的工作、生活方式时常会导致人们用眼过度，出现视疲劳、视力下降等问题。所以，我们需要坚持做眼保健操，此外，刺激攒竹穴也可以缓解眼睛疲劳，有效帮您恢复正常视力。

攒竹

▶护眼解疲劳

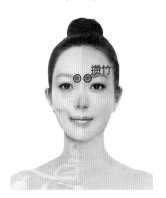

攒竹

定位

位于面部，当眉头陷中，眶上切迹处。

祛风通络	清热明目

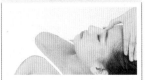

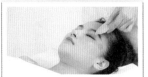

【按摩功效】按摩攒竹可以治疗头痛目眩、迎风流泪、癫痫、狂病、小儿惊风等病症。

【刮痧功效】刮拭攒竹可以治疗目赤肿痛、视物模糊、目翳、白内障、颊痛等病症。

丝竹空

▶ 明目祛风邪

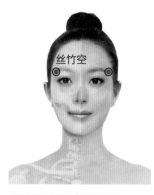

丝竹空穴是手少阳三焦经的常用腧穴之一。生活中引起头痛、目眩的原因繁多，一旦发作，难受不已，影响工作和生活。经常刺激本穴能祛风、明目、止痛，缓解此类症状，还您健康生活。

定位

位于面部，眉梢的凹陷处即是。

散风止痛	清火明目
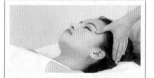	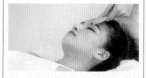
【按摩功效】按摩丝竹空可以治疗偏头痛、目眩、齿痛、面神经麻痹或痉挛等病症。	【刮痧功效】刮拭丝竹空可以治疗目赤、目痛、视神经萎缩、结膜炎、泪囊炎等病症。

承泣穴是治疗眼疾非常重要的穴道之一。上班族用眼过度已经是现代社会的普遍现象，整天要对着电脑，接受的辐射很厉害，对眼睛非常不好。经常刺激本穴，可缓解视疲劳，防治眼疾。

承泣

▶ 明目散风热

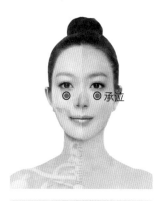

承泣

定位

位于面部，瞳孔直下，当眼球与眶下缘之间。

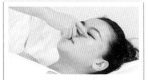

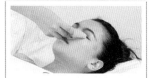

疏邪明目

【按摩功效】按摩承泣可以治疗近视、夜盲、口眼㖞斜、视神经炎、视神经萎缩等病症。

祛风散热

【刮痧功效】刮拭承泣可以治疗头痛，眩晕，目赤肿痛，迎风流泪，急、慢性角膜炎等病症。

四白

▶ 明目通经络

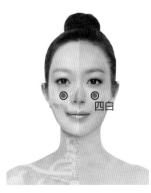

四白

刺激四白穴能对眼部起到很好的保健作用，提高眼睛功能，预防近视，对于缓解眼睛胀痛、疲劳很有疗效，能促进脸部血液循环，使面部经络通畅，祛除面部各类疼痛，还能让皮肤变得红润光泽。

定位

位于面部，瞳孔直下，眶下孔凹陷处。

祛风明目

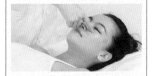

【按摩功效】按摩四白可以治疗迎风流泪、目眩、鼻炎、近视、视神经萎缩等病症。

通经活络

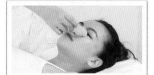

【刮痧功效】刮拭四白可以治疗目赤肿痛、头痛、三叉神经痛、口眼㖞斜等病症。

迎香穴位于鼻旁，脉气直通鼻窍，故通经活络、通利鼻窍之作用甚强，是治疗各种鼻部疾患的要穴，还能缓解因鼻炎引起的头痛、头晕；另外，此穴为手、足阳明经的交会穴，可通调两经经气。

迎香

▶ 理气通鼻窍

定位

位于鼻翼外缘中点旁，当鼻唇沟中。

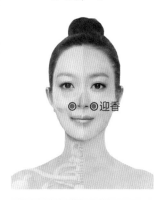

◎--◎迎香

理气止痛

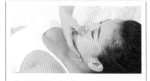

【按摩功效】按摩迎香可以治疗面神经麻痹或痉挛、面痒浮肿、三叉神经痛等病症。

祛风通窍

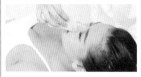

【刮痧功效】刮拭迎香可以治疗鼻炎、鼻窦炎、鼻塞、鼻出血、嗅觉减退等病症。

人中

▶ 醒神散风邪

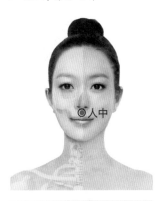

人中穴是一个重要的急救穴位。当脑卒中、中暑、中毒、过敏以及手术麻醉过程中出现昏迷、呼吸停止、休克时，医护人员用拇指端按于唇沟的中上处顶推，行强刺激，可使患者很快苏醒。

定位

位于面部，当人中沟的上1/3与中1/3交点处。

醒神开窍

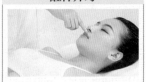

【按摩功效】按摩人中可以治疗牙关紧闭、昏迷、晕厥、癫痫、虚脱、休克等病症。

息风镇惊

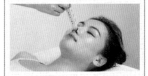

【艾灸功效】艾灸人中可以治疗脑卒中、齿痛、闪挫腰痛、抽搐、黄疸、遍身水肿等病症。

如果听宫穴处有明显的压痛感，说明你的听力可能已经受到了损害。本穴有个特点：既是疾病反应的部位，又是治疗疾病的取穴点。经常刺激本穴，能聪耳安神，有效防治耳部疾患。

听宫

▶ 开窍宁心神

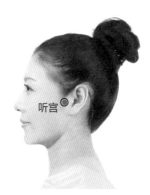

定位

位于面部，耳屏前，下颌骨髁状突的后方，张口时呈凹陷处。

开宣耳窍

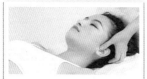

【按摩功效】按摩听宫可以治疗耳聋、耳鸣、耳齿痛、音哑、耳源性眩晕等病症。

清热宁神

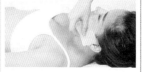

【刮痧功效】刮拭听宫可以治疗头胀痛、癫狂病、中耳炎、下颌关节炎、面神经麻痹等病症。

下关

▶ 消肿通耳络

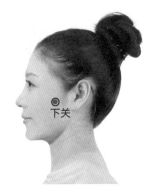

下关

下关穴为胃经重要穴位之一，牵正之力较强，对面部疾患有很好的疗效，尤善治面瘫之口眼㖞斜。经常刺激下关穴还可促进面部血液循环，加快新陈代谢，能起到瘦脸的作用，爱美女性可尝试。

定位

位于面部耳前方，颧弓与下颌切迹所形成的凹陷中。

聪耳通络	消肿止痛
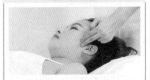	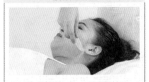
【按摩功效】按摩下关可以治疗耳鸣、耳聋、三叉神经痛、咬肌痉挛等病症。	【刮痧功效】刮拭下关可以治疗口眼㖞斜、牙车脱臼、颞颌关节炎、齿神经痛等病症。

颧髎穴能够调和气血，增强面部的肌肉力量，改善面部肌肤松弛度，消除皱纹，保持肌肤光洁，使之柔润有活力，对多种因素引起的面部疼痛、面部肿痛、面部过敏均有良好的治疗效果。

颧髎

▶ 祛风消肿痛

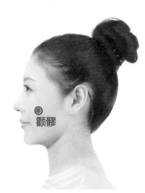

定位

位于面部，当目外眦直下，颧骨下缘凹陷处。

颧髎

祛风镇痉

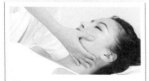

【按摩功效】按摩颧髎可以治疗面神经痉挛、面瘫、面部肿痛、眼睑跳动等病症。

清热消肿

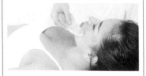

【刮痧功效】刮拭颧髎可以治疗面赤、目肿、牙痛、目黄、三叉神经痛等病症。

翳风

▶ 通络聪耳目

翳风穴是手少阳三焦经的常用腧穴之一，在耳垂的后方，为遮蔽风邪的场所。适当刺激翳风穴，可活络解痉、聪耳明目，治疗常见的头面部疾患，还能保持脑部清明，使人神清气爽。

定位

位于耳垂后方，当乳突与下颌角之间的凹陷处。

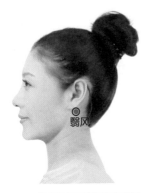

◎翳风

聪耳明目

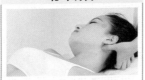

【按摩功效】按摩翳风可以治疗视物模糊、眼睑跳动、耳聋、耳鸣、中耳炎及瘰疬等病症。

疏风通络

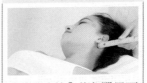

【艾灸功效】艾灸翳风可以治疗面瘫、腮腺炎、牙床急痛、面神经麻痹等病症。

脾之液为涎，若小儿脾胃素蕴湿热，致津液失约，则涎液自流而黏稠，甚至口角赤烂；或小儿素体脾胃虚寒，不能收摄其津液，以致口角流涎清稀。常按地仓穴能够有效制约流涎症状。

地仓

▶ 开窍通经络

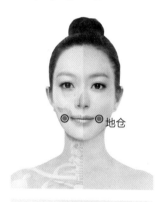

地仓

定位

位于面部，口角外侧，上直对瞳孔。

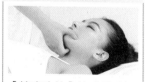

开关通窍

【按摩功效】按摩地仓可以治疗口流涎液、脑卒中失语、牙关紧闭、小儿流涎等病症。

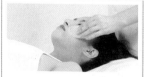

疏风通络

【刮痧功效】刮拭地仓可以治疗口眼㖞斜、齿痛颊肿、面神经麻痹、三叉神经痛等病症。

颊车

▶ 通络祛风热

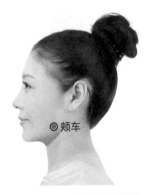

◎ 颊车

人身之火，唯胃火最旺。胃火牙痛是指下牙痛，多是胃火通过足阳明胃经转入牙齿，而牙齿又非藏火之地，就会使牙齿疼痛，牙龈也会变得红肿。指压颊车穴对于速止下牙痛非常有效。

定位

位于面颊部，下颌角前上方约一横指（中指）处。

开关通络	祛风清热
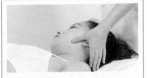	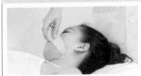
【按摩功效】按摩颊车可以治疗口眼㖞斜、口噤、流涎、项强、咬肌痉挛等病症。	【刮痧功效】刮拭颊车可以治疗牙痛颊肿、下颌关节炎、下齿神经痛、三叉神经痛等病症。

承浆

▶ 通络消肿痛

承浆穴是任脉与足阳明胃经的交会穴。秋冬和初春时节，气候干燥，身体津液消耗大，刺激承浆穴口腔内会涌出分泌液，这种分泌液可以预防秋燥。刺激此穴还能舒筋活络，防治牙痛。

定位

位于面部，当颏唇沟的正中凹陷处。

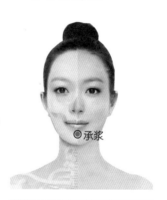

◎承浆

祛风通络	消肿止痛

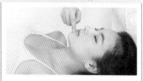

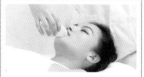

【按摩功效】按摩承浆可以治疗脑卒中口歪、口噤、流涎、舌强、癫狂病等病症。

【刮痧功效】刮拭承浆可以治疗面肿、三叉神经痛、口腔溃疡、齿龈肿痛等病症。

风池

▶ 醒脑散风邪

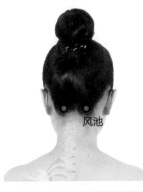

风池

风池穴在枕骨下，常为风邪侵入处，也是祛风要穴，中医有"头目风池主"之说，它能够提神醒脑，治疗大部分风病，对眼部疾病、颈椎病和外感风寒、内外风邪引发的头痛均有治疗效果。

定位

位于项部，与风府相平，胸锁乳突肌与斜方肌上端之间的凹陷处。

醒脑开窍

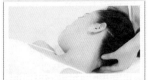

【按摩功效】按摩风池可以治疗头痛、眩晕、鼻炎、耳鸣、耳聋、颈痛等病症。

疏风清热

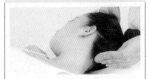

【刮痧功效】刮拭风池可以治疗头痛、目赤肿痛、颈肩酸痛、肝阳上亢型高血压等病症。

"六淫"之中，以风为百病之长。在人体当中有很多地方很容易遭受风的袭击，这些地方基本都是风邪的藏身之所，尤以风府为最，但治疗与风有关的疾病，也是首选此穴，还可以改善大脑的血液供应。

风府

▶ 散风兼息风

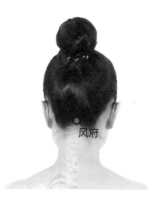

风府

定位

位于项部，当后发际正中直上1寸，枕外隆凸直下。

通关开窍	散风息风

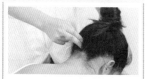

【按摩功效】按摩风府可以治疗流行性感冒、神经性头痛、鼻塞、鼻出血、咽喉肿痛等病症。

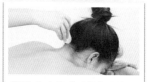

【刮痧功效】刮拭风府可以治疗颈项强痛、目眩、暴瘖、脑卒中难言、精神分裂症等病症。

哑门

▶ 息风开脑窍

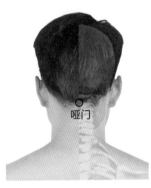

哑门

哑门穴属奇经八脉之督脉，主治音哑不能言，是治哑的关键门，故此得名。揉按刺激哑门穴还可以改善头颈部的血液循环，缓解各种不适症状，是治疗头痛、项强等病症的首选穴。

定位

位于项部，当后发际正中直上0.5寸，第1颈椎下。

开窍醒神

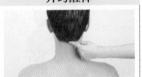

【按摩功效】按摩哑门可以治疗言语涩滞、舌缓不语、咽喉肿痛、精神分裂症等病症。

散风息风

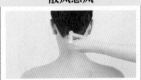

【艾灸功效】艾灸哑门可以治疗音哑、重舌、头痛、颈项强直、项后痛、脊强反折等病症。

廉泉穴属奇经八脉之任脉，下方为喉门，有利喉舒舌的作用。咽炎是常见的呼吸道疾病，分急性咽炎和慢性咽炎两大类。烟瘾较大的男性，经常刺激该穴，对于防治咽炎，尤其是急性咽炎见效很快。

廉泉
▶ 止痛利喉舌

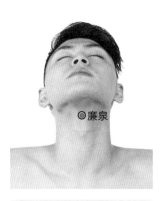

◎廉泉

定位

位于颈部，当前正中线上，喉结上方，舌骨上缘凹陷处。

利喉舒舌	消肿止痛
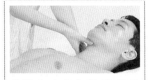	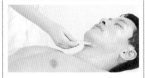
【按摩功效】按摩廉泉可以治疗舌根缩急、舌强不语、舌肌麻痹、喉痹、咽食困难等病症。	【刮痧功效】刮拭廉泉可以治疗舌下肿痛、口腔炎、咽炎、扁桃体炎等病症。

肩井

▶ 活络消热肿

长时间的工作，加之缺乏运动，肩膀不时会酸胀疼痛，甚至手臂都不能弯曲。刺激足少阳胆经上的肩井穴能改善肩部血液循环，使僵硬的肩膀逐渐得到放松，疼痛之感自然一扫而光。

定位

位于肩上，前直乳中，当大椎与肩峰端连线中点上。

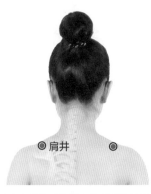

◎ 肩井

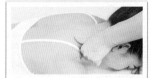

祛风活络

【按摩功效】按摩肩井可以治疗肩背疼痛、手臂不举、颈项强直、咳嗽气逆、脑卒中偏瘫等病症。

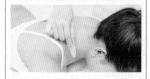

清热消肿

【刮痧功效】刮拭肩井可以治疗瘰疬、乳腺炎、产后乳汁不下、肩臂肿痛等病症。

肩髃穴位于肩部，三角肌上，并与阳跷脉相交会，故疏经活络、通利关节的作用甚强，为治疗肩部疼痛及上肢痛、麻、凉、瘫诸疾要穴。平时多用手掌大鱼际处搓揉肩髃，可预防肩关节炎。

肩髃

▶ 活血利关节

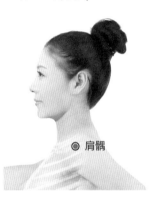

◎ 肩髃

定位

位于肩部，三角肌上，当臂外展时，当肩峰前下方凹陷处。

通利关节	活血散风
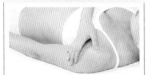	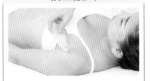
【按摩功效】按摩肩髃可以治疗肩臂肿痛、手臂挛急、臂神经痛、肩关节周围炎等病症。	【刮痧功效】刮拭肩髃可以治疗手臂麻木、肘臂屈伸不利、瘰气、瘰疬、风热瘾疹等病症。

肩髎

▶ 通络除风湿

肩膀有重压感而使手臂抬不起或出现肘痛等的症状时，刺激肩髎，可得到效果。治疗时，除了指压本穴位外，同时刺激臑髃，更可发挥治疗效果。另外，也用于因脑卒中所造成的半身不遂。

定位

位于肩部，肩髃后方，臂外展时，当肩峰后下方呈现凹陷处。

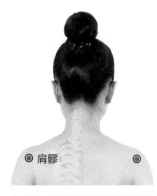

● 肩髎

祛风除湿	活血通络
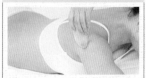	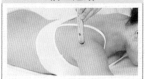
【刮痧功效】刮拭肩髎可以治疗脑卒中偏瘫、臂痛、肩关节周围炎、肋间神经痛等病症。	【艾灸功效】艾灸肩髎可以治疗肩胛肌痉挛或麻痹、肩重不举、脑血管后遗症等病症。

肩中俞穴是手太阳小肠经的常用腧穴之一，位处肩脊中穴部，内部为胸腔，故能缓解各种原因引起的胸部不适。同时，对于长期劳累、姿势不当等引起的颈肩运动系统疾病亦有较好的防治作用。

肩中俞

▶ 通络宣肺气

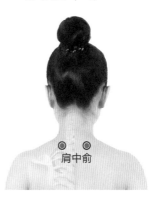

定位

位于背部，当第7颈椎棘突下，旁开2寸处。

肩中俞

宣肺理气	通经活络

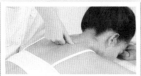

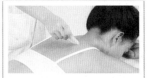

【按摩功效】按摩肩中俞可以治疗咳嗽、气喘、咯血、支气管扩张、肺结核等病症。

【刮痧功效】刮拭肩中俞穴可以治疗肩背痛、肩胛神经痛、肩关节周围炎、瘰疬等病症。

肩外俞

▶ 止痛舒筋络

肩外俞穴在肩胛骨内侧角边缘，刺激该穴道，可以使体内血液流畅，尤其是可以疏通肩部经络、祛风除湿，对缓解肩膀僵硬、肩颈疼痛等非常有效；另外，本穴内部为胸腔，所以还能缓解胸部疼痛。

定位

位于第1胸椎棘突下，旁开3寸处。

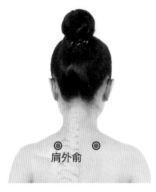

肩外俞

祛风止痛	舒筋活络
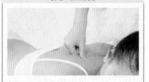	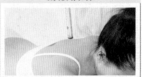
【按摩功效】按摩肩外俞可以治疗肩背酸痛、肩胛神经痛、颈项强直、落枕等病症。	【艾灸功效】艾灸肩外俞可以治疗肘臂冷痛、肩背酸痛、脊背冷痛、颈项刺痛等病症。

天宗穴位于肩胛区。颈肩综合征这一职业病主要表现为颈肩部僵硬、发紧，甚至出现五十肩、颈椎病等。刺激此穴会产生强烈的酸胀感，可以放松整个颈项、肩部的肌肉，使疼痛感明显减轻。

天宗
▶ 宽胸活经络

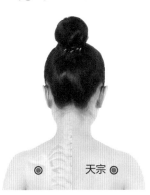

天宗 ◎

定位

位于肩胛部，冈下窝中央凹陷处，与第4胸椎相平。

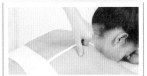

行气宽胸

【按摩功效】按摩天宗可以治疗胸胁支满、咳嗽、气喘、支气管炎、胸闷、心悸等病症。

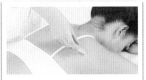

舒筋活络

【刮痧功效】刮拭天宗可以治疗肋间神经痛、颊颌肿痛、乳腺炎、肩胛疼痛、肩周炎等病症。

天突

▶ 理气清咽喉

天突穴位于左右胸锁乳突肌之间。寒冷时节是慢性支气管炎病发急性加重期，广大患者苦不堪言。天突穴能宣肺止咳、降气平喘、化痰散结，刺激该穴可以缓解咳嗽、气短等症状，减轻患者痛苦。

定位

位于前正中线上，胸骨上窝中央。

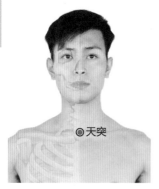

◎天突

理气化痰	清咽开音
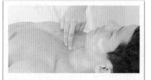	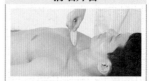
【按摩功效】按摩天突可以治疗咳嗽、哮喘、胸中气逆、肺痈、呕吐、呃逆等症。	【刮痧功效】刮拭天突可以治疗咽干、咽喉炎、咽喉肿痛、喉痹、失音、喉鸣等病症。

中府穴属手太阴肺经，是诊断和治疗肺病的重要穴位，为肺经之募穴，肺部若有疾患，此穴常可出现压痛。经常刺激中府穴有平咳喘、调肺气的作用，因其近治作用，还能疗肩背疼痛。

中府
▶ 平喘畅气机

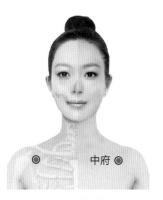

中府

定位

位于胸前壁的外上方，平第1肋间隙，距前正中线6寸处。

止咳平喘	调畅气机
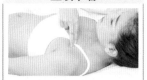	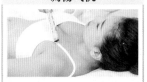
【按摩功效】按摩中府可以治疗咳嗽、咳痰、气喘、哮喘、肺结核、喉痹等病症。	【艾灸功效】艾灸中府可以治疗胸痛、肺炎、支气管炎、嗳气吞酸、不欲饮食、腹胀等病症。

膻中

▶ 理气清肺痰

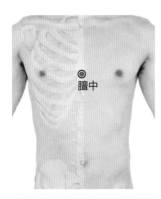

◎ 膻中

膻中穴属奇经八脉之任脉，是心包经经气及一身宗气聚集之处，为治疗胸闷气急的要穴。现代医学也研究证实，刺激该穴可通过调节神经功能，松弛平滑肌，扩张冠状血管及消化道内腔径。

定位

位于胸部，当前正中线上，平第4肋间，两乳头连线的中点。

理气宽胸	清肺化痰
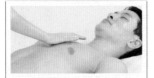	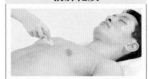
【按摩功效】按摩膻中可以治疗胸痹、心痛、心烦、心律不齐、肋间神经痛等病症。	【刮痧功效】刮拭膻中可以治疗咳嗽、咳痰、肺炎、气喘、哮喘、胸闷、恶心等病症。

期门穴为肝经之募穴。肝脏是人体重要的解毒器官，肝失疏泄，人体毒素无法正常排出，可见便秘、口臭等病症。刺激期门穴可增强肝脏的排毒功能，防治因肝脏气血不足引起的毒素堆积。

期门

▶ 理气健肝脾

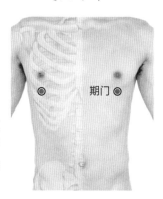

期门

定位

位于胸部，当乳头直下，第6肋间隙，前正中线旁开4寸。

理气活血	健脾疏肝
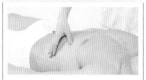	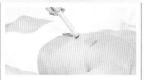
【按摩功效】按摩期门可以治疗心下切痛、下痢脓血、胸中热、卧不安、项强等病症。	【艾灸功效】艾灸期门可以治疗饮食不下、呕吐、呃逆、消渴、胸胁支满等病症。

日月

▶ 和胃利肝胆

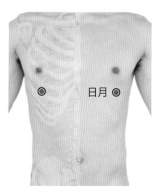

日月穴属足少阳胆经，是胆经之募穴，为胆募集源源不断的气血。经常刺激本穴，能有效防治胆腑疾患。同时，此穴对肠胃方面的疾患亦有一定的防治作用，如胃痛、呕吐、胸闷等病症。

定位

位于上腹部，当乳头直下，第7肋间隙，前正中线旁开4寸。

降逆和胃

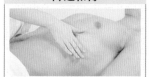

【按摩功效】按摩日月可以治疗呕吐、呃逆、反胃吞酸、胸闷、胃或十二指肠溃疡等病症。

利胆疏肝

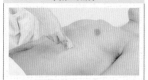

【刮痧功效】刮拭日月可以治疗口苦、黄疸、胸肋疼痛、胆囊炎、胆道蛔虫病等病症。

大包穴属足太阴脾经，是脾之大络，总统阴阳诸经。五脏六腑、四肢皆由脾灌溉。若脾虚，则神疲体倦、四肢无力、消化欠佳。刺激该穴可以调节脾的气血，旺盛脾的运化，有效缓解疲劳。

大包
▶ 通络利胸胁

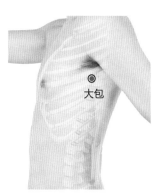

大包

定位

位于腋中线上，当第6肋间隙处。

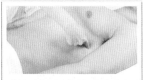

疏利胸胁

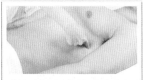

【按摩功效】按摩大包可以治疗胸闷、胁痛、气喘、肺炎、胸膜炎、肋间神经痛等病症。

通调经络

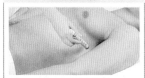

【艾灸功效】艾灸大包可以治疗全身疼痛、四肢无力、胸痛、胸胁胀痛等病症。

章门

▶ 疏肝利湿热

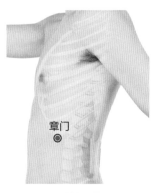

章门 ◉

章门穴是八会穴之脏会，统治五脏疾病。脾脏素有"人体血库"之称，五脏之气禀于脾，脾气在章门穴处聚集、汇合，凡和五脏相关的疾病都可以通过刺激章门穴得到治疗或者缓解。

定位

位于侧腹部，第11肋游离端的下方。

疏肝健脾

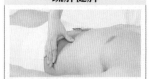

【按摩功效】按摩章门可以治疗口干、呕吐、饮食不化、脘腹胀满、泄泻、消化不良等病症。

清利湿热

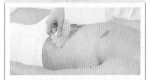

【刮痧功效】刮拭章门可以治疗湿热痢疾、血尿、腰痛、胸胁支满、肝炎、肠炎等病症。

带脉穴为足少阳、带脉之会，善调妇人经带。湿邪逢经期、产后乘虚内侵胞宫，以致任脉损伤，带脉失约，引起经带疾患，让女性朋友苦不堪言。经常刺激带脉穴，可防治此类疾患。

带脉

▶ 健脾调经带

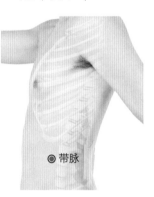

◉ 带脉

定位

位于侧腹部，当第11肋骨游离端下方垂线与脐水平线的交点上。

调经止带	健脾利湿
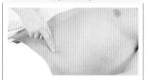	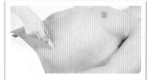
【按摩功效】按摩带脉可以治疗阴囊潮湿、月经不调、经闭、痛经、不孕等病症。	【刮痧功效】刮拭带脉可以治疗赤白带下、腰痛、胁痛连背、附件炎、膀胱炎等病症。

中脘

▶和胃化痰湿

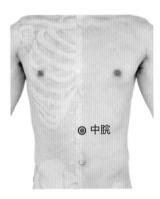

◎ 中脘

中脘穴为八会穴之腑会，为胃之募穴。故本穴可用治一切腑病(胃、胆、胰腺、大小肠)，尤以胃的疾患为先。经常刺激中脘穴，对胃脘胀痛、食欲不振等小儿脾胃病有很好的疗效。

定位

位于上腹部，前正中线上，当脐中上4寸。

理气和胃	化湿降逆
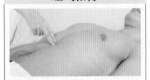	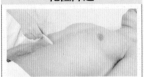
【按摩功效】按摩中脘可以治疗腹痛、腹胀、胃脘痛、胃下垂、消化不良、便秘等病症。	【刮痧功效】刮拭中脘可以治疗泄泻、痢疾、黄疸、恶心、呕吐、痰多、胸闷等病症。

脾胃是人的后天之本，是滋养五脏六腑的大粮仓。脾胃病要三分治七分养，建里穴正置胃腑，经常刺激此穴可以夯实人身体的"根基"，维护脾胃的正常功能，促消化，除腹痛，增进身体的健康。

建里

▶ 消积健脾胃

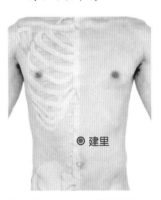

定位

位于上腹部，前正中线上，当脐中上3寸。

◉ 建里

和胃消积	健脾理气

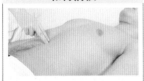

【按摩功效】按摩建里可以治疗胃脘痛、急慢性胃炎、腹痛、肠鸣、腹膜炎等病症。

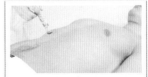

【艾灸功效】艾灸建里可以治疗胃下垂、消化不良、胃冷痛、饮食欠佳、面色苍白等病症。

水分

▶ 理气调水道

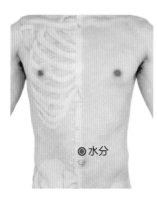

◎水分

水分穴处深部为小肠，小肠能分泌清浊，故本穴擅于利水；不良的生活习惯或激素失调等因素，都会使静脉循环不佳，淋巴堵塞，排水排毒不畅。刺激该穴能促进肠胃代谢，减少身体废水的滞留。

定位

位于上腹部，前正中线上，当脐中上1寸。

理气止痛	通调水道
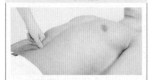	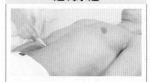
【按摩功效】按摩水分可以治疗腹胀、腹痛、恶心、呕吐、肠鸣、肠炎等病症。	【刮痧功效】刮拭水分可以治疗泄泻、水肿、腹水、肾炎、小便不利等病症。

神阙穴当元神之门户，加之穴位于腹之中部，下焦之枢纽，又邻近胃与大小肠，所以该穴还能健脾胃、理肠止泻。所以本穴除治脑卒中脱症，厥逆之痰外，还可用治腹泻、绞痛、脱肛等症。

神阙

▶ 温阳救厥逆

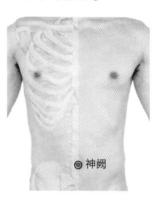

◉ 神阙

定位

位于腹中部，脐中央。

利水固脱	温阳救逆

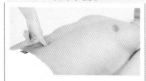

【按摩功效】按摩神阙可以治疗细菌性痢疾、肠粘连、水肿、便秘、脱肛等病症。

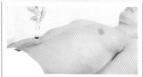

【艾灸功效】艾灸神阙可以治疗脐腹冷痛、脑卒中脱症、四肢厥冷、休克等病症。

天枢

▶ 理气健脾胃

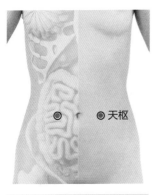

●天枢

天枢穴是手阳明大肠经募穴，恰为人身之中点，如天地交合之际，升降清浊之枢纽。大肠功能出现问题，天枢穴处有痛感。刺激天枢穴可改善肠腑功能，消除或缓解肠道功能失常而导致的各种症状。

定位

位于腹中部，距脐中2寸。

调中和胃	理气健脾
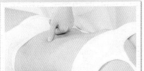	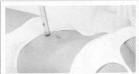
【按摩功效】按摩天枢可以治疗腹胀肠鸣、绕脐切痛、赤白痢疾、便秘、呕吐等病症。	【艾灸功效】艾灸天枢可以治疗食欲不振、痛经、月经不调、崩漏、白带异常等病症。

关元穴居于丹田，为元气所藏之处，是"为男子藏精，女子蓄血之处"。关元穴自古以来就是养生要穴，它具有补肾壮阳、理气和血等作用，用于治疗元气虚损病症、妇科病症和下焦病症等效果显著。

关元

▶ 补气利湿热

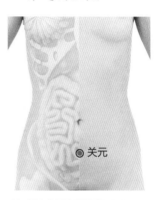

定位

位于下腹部，前正中线上，当脐中下3寸。

◎ 关元

补气回阳

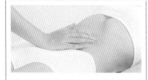

【按摩功效】按摩关元可以治疗脐腹绞痛、遗尿、遗精、阳痿、早泄、月经不调等病症。

清热利湿

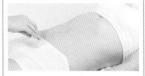

【刮痧功效】刮拭关元可以治疗小腹胀满、小便赤涩、癃闭、水肿、白带异常、阴痒等病症。

气海

▶ 理气益肾精

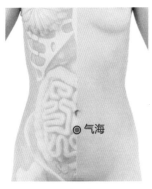

◎ 气海

气海穴属奇经八脉之任脉，居于脐下，为先天元气之海。本穴是防病强身要穴之一，有培补元气、固肾益精的作用，常用于增强男性性功能、增强人体的免疫力、延年益寿，以及预防休克等。

定位

位于下腹部，前正中线上，当脐中下1.5寸。

补气理气

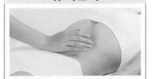

【按摩功效】按摩气海可以治疗腹痛、腹胀、泄泻、胃下垂、脱肛、神经衰弱等病症。

益肾固精

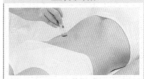

【艾灸功效】艾灸气海可以治疗遗尿、遗精、阳痿、月经不调、痛经、崩漏、阴挺等病症。

中极穴为膀胱之募穴，善治各种膀胱病症，对于尿潴留、膀胱炎等引起的小腹疼痛及小便热痛有较好的缓解作用。另外，本穴对于调理内在不通的疾病疗效亦显著，女性月经不畅、痛经等都可以按摩它。

中极
▶ 益肾调经带

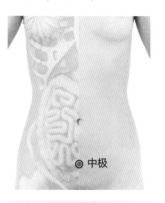

◎ 中极

定位

位于下腹部，前正中线上，当脐中下4寸。

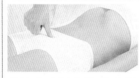

通经止带	益肾兴阳
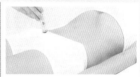	
【按摩功效】按摩中极可以治疗小腹热痛、肾炎、尿路感染、月经不调、崩漏等病症。	【艾灸功效】艾灸中极可以治疗遗尿、疝气、尿频、水肿、遗精、阳痿、早泄等病症。

归来

▶ 调经化血瘀

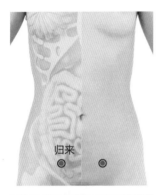

归来

归来穴主男子睾丸上缩，女子子宫脱出诸症。经常刺激归来穴有补益肾精、行气疏肝、调经止带的作用，对于各种男科及妇科疾病引起的疼痛均有一定的缓解作用，另外，还能治疗疝气痛。

定位

位于下腹部，当脐中下4寸，距前正中线2寸。

活血化瘀	调经止痛
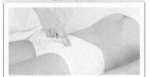	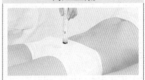
【按摩功效】按摩归来可以治疗阴挺、不孕、经闭、子宫内膜炎等病症。	【艾灸功效】艾灸归来可以治疗月经不调、闭经、痛经、白带多、阳痿、子宫脱垂等病症。

子宫穴属于经外奇穴，在日常生活中女性按摩子宫穴可以起到防治妇科疾病的作用。除此之外，它还是女性养生的小妙招，能调节女性生殖功能，可用于配合治疗妇女不孕、习惯性流产等病。

子宫
▶举陷调经气

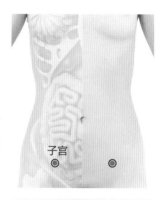

定位

位于下腹部，当脐中下4寸，中极旁开3寸。

子宫

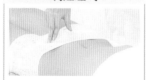

调经理气

【按摩功效】按摩子宫可以治疗月经不调、痛经、子宫内膜炎、不孕症、腰痛等病症。

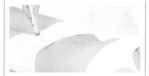

升提下陷

【艾灸功效】艾灸子宫可以治疗子宫下垂、阴挺、疝气、崩漏、功能失调性子宫出血等病症。

腰背特效保健祛病穴

大椎

▶补虚解表证

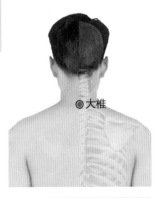

◎大椎

大椎穴是督脉与十二正经中所有阳经的交会点，总督一身之阳，故本穴可以驱邪外出而主治全身热病及外感之邪。只要给大椎穴适当的刺激，就可以赶走疾病，恢复体力，让你精神抖擞。

定位

位于后正中线上，第7颈椎棘突下凹陷中即是。

解表通阳	补虚宁神
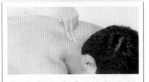	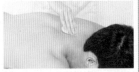
【按摩功效】按摩大椎可以治疗感冒、恶寒发热、头项强痛、咳嗽、支气管炎等病症。	【刮痧功效】刮拭大椎可以治疗胸背疼痛、骨蒸潮热、盗汗、神经衰弱、癫狂病等病症。

定喘穴属于经外奇穴，顾名思义，本穴有止咳平喘的作用，可治疗各种肺部疾患所引起的咳喘。若哮喘突发，喘息不止或因过敏刺激，导致呛咳不停，按揉定喘穴，可有效缓解症状。

定喘

▶ 理肺平咳喘

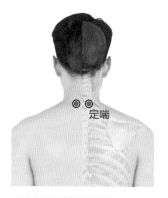

定喘

定位

位于背部，当第7颈椎棘突下，旁开0.5寸处。

止咳平喘	通宣理肺

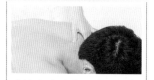

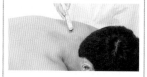

【按摩功效】按摩定喘可以治疗咳嗽、咳痰、咯血、支气管炎、哮喘等病症。

【艾灸功效】艾灸定喘可以治疗支气管哮喘、百日咳、胸闷、胸痛彻背等病症。

大杼

▶ 宣肺强筋骨

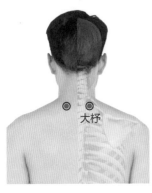

大杼

大杼穴为足太阳、手太阳之会，八会穴之骨会。不当的姿势、过度紧张，以及长时间久坐和疏于保暖，很容易导致颈椎病。适当刺激大杼穴，使颈肩部经脉气血流通，就能达到防治颈椎病的目的。

定位

位于背部，当第1胸椎棘突下，旁开1.5寸处。

宣肺解表	强筋健骨
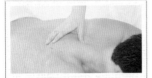	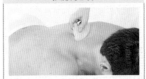
【按摩功效】按摩大杼可以治疗伤风头痛、咳嗽气急、喘息喉痹、胸胁气满、眩晕等病症。	【刮痧功效】刮拭大杼可以治疗颈项强直、肩背痛、腰脊强痛、虚劳、肢体麻木等病症。

身柱穴属奇经八脉之督脉，其脉行于脊中，故可治疗脊背强痛；本穴位于背部，近心肺，居两肺俞之间，肺主气，心主神明，经常按揉身柱穴对呼吸系统及神经系统有较好的保健作用。

身柱
▶ 泻热宁心神

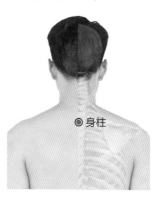

◎ 身柱

定位

位于背部，后正中线上，第3胸椎棘突下凹陷中。

清心宁神

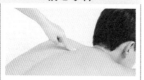

【按摩功效】按摩身柱可以治疗头痛、癫痫、惊厥、神经衰弱、胸脊强痛等病症。

宣肺泻热

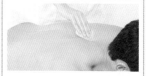

【刮痧功效】刮拭身柱可以治疗咳嗽、气喘、肺炎、支气管炎及哮喘、肺结核、感冒等病症。

肺俞

▶ 理气解表证

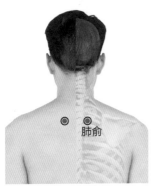

肺俞

肺俞穴属于足太阳膀胱经，是肺的保健穴，因其内应肺脏，是肺气转输、输注之处，所以经常刺激肺俞穴，可调理肺气，防治肺功能失调所引起的喘息、胸闷、胸痛、胸痛彻背等。

定位

位于背部，当第3胸椎棘突下，旁开1.5寸处。

解表宣肺

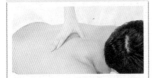

【按摩功效】按摩肺俞可以治疗咳嗽、头项强痛、吐血、喉痹、眩晕、呕吐等病症。

清热理气

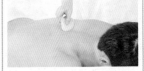

【刮痧功效】刮拭肺俞可以治疗胸满喘逆、自汗、盗汗、骨蒸潮热、黄疸、癫狂病等病症。

心俞穴为心的背俞穴，与心脏联系密切。心脏功能的强弱和血液循环的盛衰，直接影响全身的营养状况。而保养心脏则以养心安神、养血益气为主。适当刺激心俞穴能有效调节心脏功能。

心俞

▶ 调血安心神

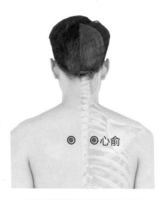

定位

位于背部，当第5胸椎棘突下，旁开1.5寸处。

心俞

宁心安神

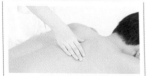

【按摩功效】按摩心俞可以治疗心痛、惊悸、癫狂病、失眠、手足心热等病症。

理气调血

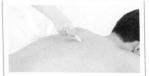

【刮痧功效】刮拭心俞可以治疗胸闷、胸痛、咳嗽、咯血、便血、肩背痛、遗精等病症。

膈俞

▶ 宽胸通血脉

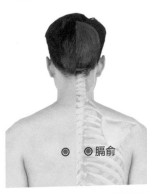

◎ ◎ 膈俞

膈俞穴是八会穴之血会。经常刺激本穴不仅具有活血化瘀的作用，还兼具养血生血、健脾补心之力。临床上常与血海相配伍治疗多种血瘀病证，或与脾俞相伍以治疗气血不足，心脾两虚的病证。

定位

位于背部，当第7胸椎棘突下，旁开1.5寸处。

理气宽胸	活血通脉

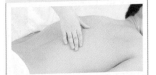

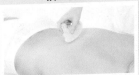

【按摩功效】按摩膈俞可以治疗心悸、胸闷、呕吐、呃逆、朝食暮吐、咳逆气喘等病症。

【刮痧功效】刮拭膈俞可以治疗心痛、胸痛、吐血、衄血、呕血、便血、肩背疼痛等病症。

至阳穴属奇经八脉之督脉，其脉循行脊中，故可治疗脊强；本穴位于背部，故可治疗胸背痛，适当第7胸椎之下，背属阳，督脉为阳脉，七为阳数，故本穴为阳之极，可助脾阳除湿热，为治黄疸要穴。

至阳

▶ 利膈退黄疸

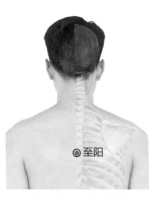

◎至阳

定位

位于背部，后正中线上，第7胸椎棘突下凹陷中。

宽胸利膈	利胆退黄

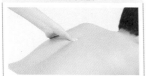

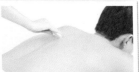

【按摩功效】 按摩至阳可以治疗胸胁胀痛、脊强、腰背疼痛、胃炎、肋间神经痛等病症。

【刮痧功效】 刮拭至阳可以治疗黄疸、胆囊炎、胆道蛔虫病、恶心、眼珠黄染等病症。

肝俞

▶ 明目利肝胆

肝俞穴为肝之背俞穴，善于散发肝脏之热。肾藏精、肝藏血，精血是生命的根本，肝俞穴历来被视为肝脏的保健要穴。经常刺激肝俞穴可起到调肝护肝的作用。肝胆相照，肝功能正常，胆自然健康。

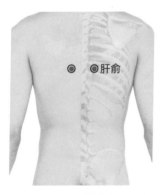

定位

位于背部，当第9胸椎棘突下，旁开1.5寸处。

宁神明目

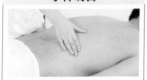

【按摩功效】按摩肝俞可以治疗目赤痒痛、目生白翳、雀目、青盲、癫狂病等病症。

清利肝胆

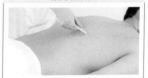

【刮痧功效】刮拭肝俞可以治疗脘腹胀痛、胸胁支满、黄疸结胸、吞酸吐食等病症。

胆俞穴为胆之背俞穴，内应胆腑，是胆经经气传输之处，具有疏肝解郁、理气止痛的作用，是治疗胆囊炎的重要俞穴。刺激胆俞穴对胆腑有很好的保养作用。此外，本穴对肺结核也有预防作用。

胆俞

▶ 利胆化湿热

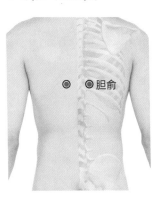

●胆俞

定位

位于背部，当第10胸椎棘突下，旁开1.5寸处。

疏肝利胆	清热化湿

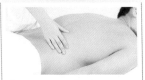 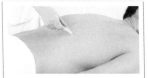

【按摩功效】按摩胆俞可以治疗胸胁疼痛、饮食不下、呕吐胆汁、头痛、虚劳失精等病症。

【刮痧功效】刮拭胆俞可以治疗脘腹胀满、口苦舌干、咽痛、目黄、黄疸等病症。

脾俞

▶ 利湿健脾胃

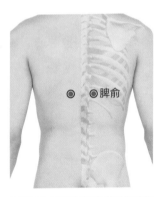

脾俞穴为脾之背俞穴，内应脾脏，为脾经经气转输之处，善利脾脏水湿。刺激该穴可增强脾脏的运化功能，促进消化吸收，降低血糖，主治脾的病症，尤其是因消化功能减弱而致的身体衰弱。

定位

位于背部，当第11胸椎棘突下，旁开1.5寸。

健脾和胃

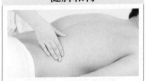

【按摩功效】按摩脾俞可以治疗呕吐、胃痛、胸胁胀痛、不欲饮食、食不生肌、便血等病症。

利湿升清

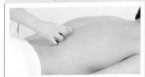

【刮痧功效】刮拭脾俞可以治疗黄疸水肿、泄泻、痢疾、遗精、白带异常等病症。

胃俞穴为胃之背俞穴，内应胃腑，它是胃气的保健穴，可增强人体后天之本。胃是人体重要的消化器官，饮食五谷无不入于胃，承担着很大的工作量。刺激胃俞穴可增强胃的功能，防治肠胃疾患。

胃俞

▶和胃消积滞

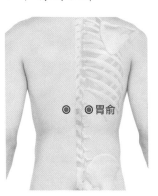

◎　◎胃俞

定位

位于背部，当第12胸椎棘突下，旁开1.5寸。

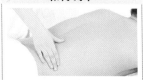

和胃调中

【按摩功效】按摩胃俞可以治疗脾胃虚弱、脘腹胀痛、食多身瘦、肠鸣腹痛等病症。

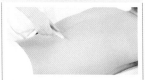

祛湿消积

【刮痧功效】刮拭胃俞可以治疗霍乱吐泻、翻胃吐食、饮食不下、小儿疳积等病症。

三焦俞

▶ 利水强腰膝

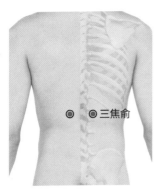

◎ ◎ 三焦俞

人体水液代谢是一个复杂的生理过程，其升降出入，周身环流，必须以三焦为通道才能实现。若三焦水道不利，水液输布与排泄障碍，易产生痰饮、水肿等病变。适当刺激本穴，可有效防治。

定位

位于腰部，当第1腰椎棘突下，旁开1.5寸处。

调理三焦	利水强腰
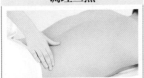	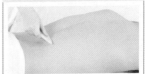
【按摩功效】按摩三焦俞可以治疗腹胀、腹痛、肠鸣、呕吐、黄疸、遗尿等病症。	【刮痧功效】刮拭三焦俞可以治疗泄泻、水肿、鼓胀、癃闭、腰脊强痛等病症。

肾俞穴为肾之背俞穴，肾藏精，精血是生命的根本，刺激肾俞穴，能促进肾脏的血流量，改善肾脏的血液循环，达到强肾护肾、强健腰脊的目的，对于长期姿势不当引发的腰脊疼痛有缓解的作用。

肾俞

▶ 强腰理肾气

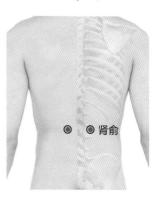

◎　◎ 肾俞

定位

位于腰部，当第2腰椎棘突下，旁开1.5寸处。

调理肾气	强腰脊、聪耳目

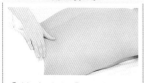

【按摩功效】 按摩肾俞可以治疗小便淋沥、遗尿、遗精、阳痿、早泄、月经不调等病症。

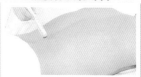

【艾灸功效】 艾灸肾俞可以治疗耳鸣、耳聋、视物模糊、腰脊疼痛、腰椎间盘突出症等病症。

命门

▶ 补肾健腰脊

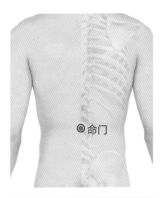

◎命门

命门穴在男子能藏生殖之精，在女子则紧密联系着胞宫，对两性生殖功能有重要影响；整个人体的生命活动都由它激发和主持。命门火衰的患者，会出现四肢清冷、五更泻等虚寒现象，可刺激本穴。

定位

位于腰部，后正中线上，第2腰椎棘突下凹陷中。

强健腰脊

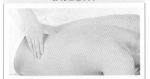

【按摩功效】按摩命门可以治疗腰脊神经痛、脊柱炎、急性腰扭伤、腰椎间盘突出症等病症。

培元补肾

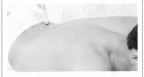

【艾灸功效】艾灸命门可以治疗遗精、阳痿、月经不调、痛经、白带异常、小便不利等病症。

志室穴是保养肾脏的重要穴位，不但能治疗多种慢性肾脏疾病，从而使人延年益寿，对于生殖系统疾患及腰腿运动系统疾患亦有不错的防治作用，还可以去除现有的脂肪、腹部赘肉。

志室

▶ 固精强腰膝

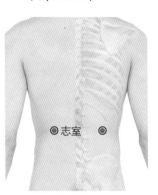

定位

位于腰部，当第2腰椎棘突下，旁开3寸处。

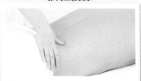

强壮腰膝	益肾固精

【按摩功效】按摩志室可以治疗腰脊强痛、坐骨神经痛、腰膝酸软、腰椎骨质增生等病症。

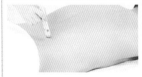

【艾灸功效】艾灸志室可以治疗小便淋漓、遗精、阳痿、食不消、小腹痛、水肿等病症。

大肠俞

▶ 疏肠化积滞

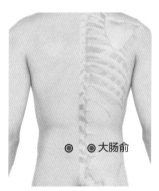

◎ ◎大肠俞

大肠俞穴为大肠之背俞穴，善于外散大肠腑之热，防治肠腑疾患。早泄是不少男性的一大问题，它会让男性缺乏自信，如此夫妻生活就无法圆满。指压大肠俞穴和小肠俞穴有助于治疗早泄。

定位

位于腰部，当第4腰椎棘突下，旁开1.5寸处。

疏调肠腑	理气化滞
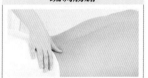	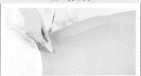
【按摩功效】按摩大肠俞可以治疗反胃、肠鸣腹胀、绕脐切痛、便秘、脱肛、便血等病症。	【刮痧功效】刮拭大肠俞可以治疗饮食不化、遗尿、痛经、腰腿痛、脊强不得俯仰等病症。

腰阳关穴位于腰部，是督脉上元阴、元阳的相交点，是阳气通行的关隘。很多人到了冬天经常感到腰背发凉，很大一个原因就是这里的经络不通，阳气无法上行，只要打通了腰阳关，阳气便顺行而上。

腰阳关
▶ 祛寒活经络

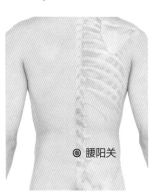

◎ 腰阳关

定位

位于腰部，后正中线上，第4腰椎棘突下凹陷中。

舒筋活络	祛寒除湿

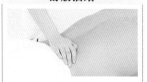

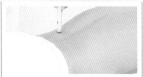

【按摩功效】按摩腰阳关可以治疗脊髓炎、腰骶痛、坐骨神经痛、下肢痿痹或酸软等病症。

【艾灸功效】艾灸腰阳关可以治疗月经不调、白带异常、子宫出血、遗精、阳痿等病症。

膀胱俞

▶ 通经利水湿

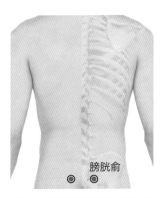

膀胱俞

膀胱俞穴是足太阳膀胱经的常用腧穴之一，遗尿多由于肺、脾、肾和膀胱功能失调所致。遗尿影响身心健康，应及早治疗。经常刺激膀胱俞穴有利膀胱的作用，能有效通调小便。

定位

位于骶部，当骶正中嵴旁1.5寸，平第2骶后孔。

通经活络	清热利湿
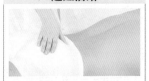	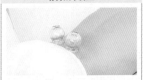
【按摩功效】 按摩膀胱俞可以治疗癃闭、疝气偏坠、腹痛、腰腿疼痛等病症。	**【拔罐功效】** 拔罐膀胱俞可以治疗小便赤涩、尿失禁、遗尿、痢疾、泄泻等病症。

夹脊穴乃华佗所创，可调节脏腑机能，是保健脏腑健康的能手，现代常用于治疗五脏六腑相应之病变。有研究认为夹脊穴能调节自主神经的功能，故还可用夹脊穴治疗与自主神经功能相关的一些病。

夹脊

▶ 安神和五脏

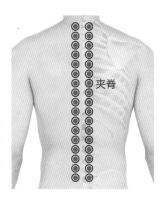

夹脊

定位

位于第1胸椎至第5腰椎棘突下，后正中线旁开0.5寸，一侧17穴。

调和五脏

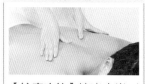

【按摩功效】按摩夹脊可以治疗咳嗽、喘息、胃痛、消化不良、类风湿关节炎等症症。

补虚安神

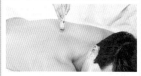

【艾灸功效】艾灸夹脊可以治疗神经衰弱、胸痛、脊背酸痛、下肢酸软、失眠等病症。

八髎

▶ 强腰理下焦

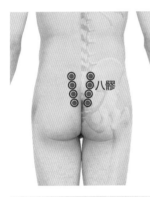

八髎

八髎穴邻近胞宫，可防治下焦病症。其穴区的皮肉，应该是很松软，能捏起来的，如果不松软，说明经络肌肤之间有粘连，可能有肌肉无力、腰酸背痛。经常按揉八髎，可有效改善腰腿痛。

定位

位于腰骶孔处，左右共8个，分别在第1、第2、第3、第4骶后孔中。

强腰利膝

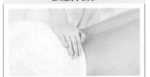

【按摩功效】按摩八髎可以治疗腰膝酸软、腰腿痛、下肢痿痹、坐骨神经痛等病症。

调理下焦

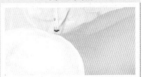

【艾灸功效】艾灸八髎可以治疗月经不调、痛经、带下、阳痿、遗尿、遗精等病症。

长强

▶ 解痉利湿热

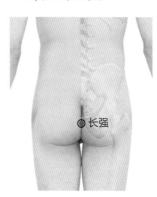

督脉统领人体阳气，而长强穴为督脉起始穴，又是位于尾骨端与肛门之间的一个穴道，升阳举陷之力甚强。经常刺激本穴，可以强健气血，改善脱肛、痔疮等肛周病症，对脾胃虚弱的腹泻疗效亦显著。

定位

位于尾骨端下，当尾骨端与肛门连线的中点处。

◎长强

解痉止痛	清热利湿
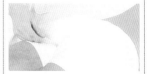	
【按摩功效】按摩长强可以治疗痔疮、脱肛、癫痫、腰脊疼痛、骶部疼痛等病症。	【刮痧功效】刮拭长强可以治疗阴囊湿疹、前列腺炎、遗精、阳痿、便秘、便血等病症。

极泉

▶ 通络理气血

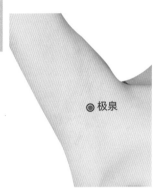

◎ 极泉

极泉穴属手少阴心经，位于腋下，心经经穴中，本穴最高。人在遇突发事件或劳累时会出现心跳加速、胸闷等不适，弹拨腋下极泉穴能宽胸理气，畅通气血，使不适很快缓解并消失。

定位

位于腋窝顶点，腋动脉搏动处。

疏通经络

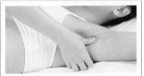

【按摩功效】按摩极泉可以治疗胁肋痛、肘臂厥冷、肩痛不举、冠心病、半身不遂等病症。

理气活血

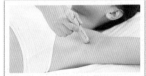

【艾灸功效】艾灸极泉可以治疗胸闷、干呕、心悸、心包炎、胸膜炎、颈淋巴结核等病症。

臂臑穴是手阳明大肠经的常用腧穴之一，位于上臂，通经活络之力较强，能有效防治肩臂运动系统疾患。本穴还有理气消痰之功，经常刺激本穴，对于颈淋巴结结核有较好的防治作用。

臂臑

▶ 理气通经络

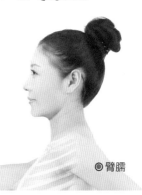

◎臂臑

定位

位于臂外侧，三角肌止点处，当曲池与肩髃连线上，曲池上7寸。

通经通络	清热明目

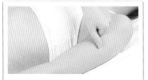

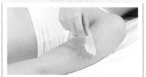

【按摩功效】按摩臂臑可以治疗颈项僵直、颈淋巴结结核、肩臂疼痛、上肢瘫痪等病症。

【刮痧功效】刮拭臂臑可以治疗视物模糊、目赤肿痛、睑腺炎、白内障等病症。

少海

▶ 通络益心神

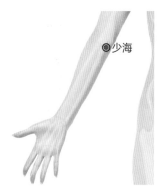

●少海

心主血脉，似水之流，少海穴为心经合穴，是脉气汇聚之处。刺激本穴能祛除心火，平复了心火，睡眠恢复正常，人的精神才会充足。有研究表明，针刺少海、神门穴，可使心率减慢者恢复心率。

定位

屈肘，位于肘横纹内侧端与肱骨内上髁连线中点处。

益心安神	理气通络
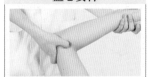	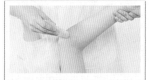
【按摩功效】按摩少海可以治疗头痛、失眠、目眩、健忘、心痛、精神病等病症。	【刮痧功效】刮拭少海可以治疗胁痛、胸膜炎、肋间神经痛、项强、臂麻等病症。

小海穴为小肠经合穴，应用范围比较广泛，可用于治疗牙龈肿痛、牙龈流血等病症。平时适当刺激小海穴，对牙龈有很好的保健作用。穴居肘部，对于上肢运动系统疾患亦有较好的防治作用。

小海
▶ 散风定神志

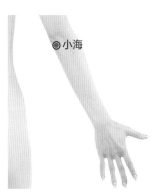

◎小海

定位

位于肘内侧，当尺骨鹰嘴与肱骨内上髁之间凹陷处。

安神定志	散风通络

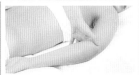

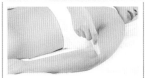

【按摩功效】按摩小海可以治疗头痛、耳鸣、癫痫、精神分裂症、心烦、失眠等病症。

【刮痧功效】刮拭小海可以治疗肘臂痛、风眩头痛、耳聋、目黄、项痛颊肿、齿痛等病症。

尺泽

▶ 利肠清肺火

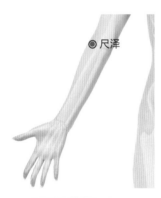

◎ 尺泽

尺泽穴为肺经之合穴，主治肺经热引起的各种疼痛病患，肘臂部疾病患者亦可在此穴出现压痛。"尺泽属水，内应于肾"，刺激尺泽穴也具有补肾的作用，这就是所谓的"泻肺补肾法"。

定位

位于肘横纹中，当肱二头肌腱桡侧的凹陷处。

调理肠腑	清肺泻火
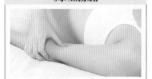	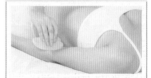
【按摩功效】按摩尺泽可以治疗急性胃肠炎、呕吐、恶心、便秘、消化不良、腹痛等病症。	【刮痧功效】刮拭尺泽可以治疗咳嗽、气喘、咳血、肺炎、肺结核、心痛、心烦等病症。

血压过高有时会出现剧烈头痛、呕吐、心悸、眩晕等症状，严重时会发生神志不清、抽搐，多会在短期内发生严重的心、脑、肾等器官的损害和病变。刺激曲池穴可扑灭火气，是平缓降压的好穴位。

曲池

▶ 清热调气血

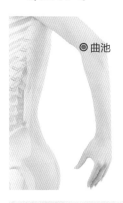

◎曲池

定位

位于肘横纹外侧端，屈肘，当尺泽与肱骨外上髁连线的中点。

祛风湿、利关节

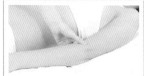

【按摩功效】按摩曲池可以治疗头痛、耳聋、手臂肿痛、水肿、肘关节炎、网球肘等病症。

清邪热、调气血

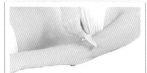

【刮痧功效】刮拭曲池可以治疗发热、眩晕、目赤、咽喉肿痛、齿痛、咳嗽、气喘等病症。

曲泽

▶和胃清暑热

曲泽穴属手厥阴心包经，善于清心泻火、理气调中，适当刺激本穴，可以起到疏通心包经气、强化心脑血管的作用，能够治疗心血管方面的疾病，帮助我们打造一个健康强壮的心脏。

定位

位于肘横纹中，肱二头肌腱的尺侧缘。

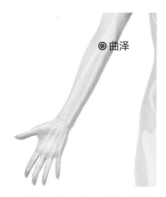

◎曲泽

和胃降逆	清暑泄热
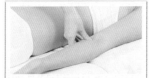	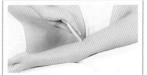
【按摩功效】按摩曲泽可以治疗心痛、心悸、胸满、逆气、胃痛、呕吐、呕血等病症。	【刮痧功效】刮拭曲泽可以治疗温病、风疹、霍乱、头摇及肘臂筋挛疼痛等病症。

手三里穴属手阳明大肠经，是个养生强健穴，可以增强免疫力。经常揉按手三里穴可润化脾燥、清热明目，治疗运动系统、消化系统、五官科等疾病，对改善腹痛、腹泻的效果尤为明显。

手三里
▶ 利肠通经络

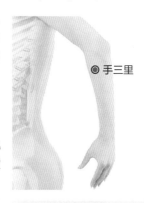

◎ 手三里

定位

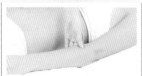

位于前臂背面桡侧，当阳溪与曲池连线上，肘横纹下2寸。

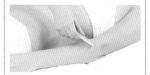

调理肠胃	清热活络
【按摩功效】按摩手三里可以治疗胃炎、消化性溃疡、霍乱吐泻、腹痛等病症。	【刮痧功效】刮拭手三里可以治疗齿痛、三叉神经痛、目赤肿痛、腰背酸痛、肘痛等病症。

孔最

▶ 止血利肺咽

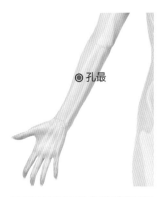

◎孔最

孔最穴主治"热病汗不出",开泄腠理,最为第一。长时间久坐,饮食过于油腻,这都容易引发痔疮。孔最穴为肺经的郄穴,有宣肺解表、肃降肺气、凉血止血的作用,是治痔疮的一味"大药"。

定位

位于前臂掌面桡侧,当尺泽与太渊连线上,腕横纹上7寸。

润肺利咽	清热止血
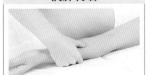	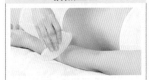
【按摩功效】按摩孔最可以治疗咳嗽、气喘、咳血、肺炎、支气管炎、扁桃体炎等病症。	**【刮痧功效】**刮拭孔最可以治疗头痛、热病汗不出、痔疮出血、咯血、鼻出血等病症。

支沟

▶ 活络利三焦

支沟穴为三焦经之经穴。便秘多因大肠的传导功能失常所致，并与脾胃及肾脏有关。刺激该穴能宣通三焦气机，通调水道，使三焦腑气得通。当肠腑自调，便秘得愈，一身轻松如燕。

定位

位于前臂背侧，当阳池与肘尖的连线上，腕背横纹上3寸。

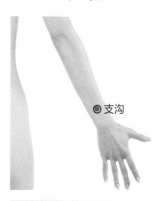

◎支沟

降逆活络	清利三焦
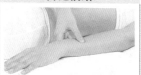	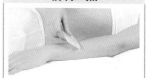
【按摩功效】按摩支沟可以治疗心痛、胸胁痛、肩周炎、上肢瘫痪、呕吐、便秘等病症。	【刮痧功效】刮拭支沟可以治疗风热面赤、耳聋、耳鸣、目赤肿痛、咽肿、咳嗽等病症。

外关

▶ 解表通经络

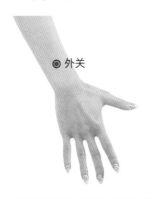

◉ 外关

外关穴属手少阳三焦经，火热之邪易上炎头面，经常刺激外关穴，对各种热病有良好的治疗效果。穴处上肢，因近治作用，对各类上肢运动系统疾患亦有较好的疗效。

定位

位于前臂背侧，当阳池与肘尖的连线上，腕背横纹上2寸，尺骨与桡骨之间。

通经活络	清热解表
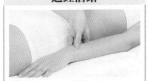	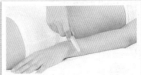
【按摩功效】按摩外关可以治疗耳聋、耳鸣、胸胁痛、肩背痛、肘臂及手指疼痛等病症。	【刮痧功效】刮拭外关可以治疗热病、风热头痛、目赤肿痛、感冒等病症。

间使穴为心包经之经穴。很多人因不得志而心情抑郁，而只有心情舒畅，身心健康方可快乐生活。刺激手腕上的间使穴，能够宽胸解郁，缓解心情抑郁的状况，还可以治疗各种热性病。

间使
▶ 通络安心神

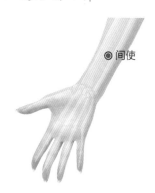

◉ 间使

定位

位于前臂掌侧，当曲泽与大陵的连线上，腕横纹上3寸。

和胃通络	清心安神

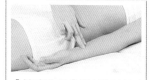

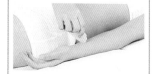

【按摩功效】按摩间使可以治疗胃痛、呕吐、疟疾、肘挛、腋肿、臂痛等病症。

【刮痧功效】刮拭间使可以治疗心痛、心悸、癫狂病、失声、心烦、失眠等病症。

内关

▶ 宁心和胃气

内关穴为心包经之络穴，亦为八脉交会穴。内关穴对胸部、心脏部位以及胃部的止痛效果比较明显，紧急情况下，同时按压人中、内关两穴，效果更好，可缓解心脏病、胃病发作时带来的不适。

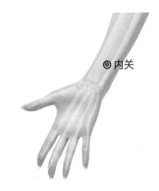

◎内关

定位

位于前臂掌侧，当曲泽与大陵的连线上，腕横纹上2寸。

宁心安神	和胃理气
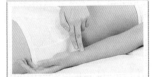	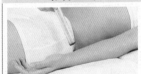
【按摩功效】 按摩内关可以治疗心痛、心悸、心包膜炎、心律失常、失眠、健忘等病症。	**【艾灸功效】** 艾灸内关可以治疗产后血晕、胃痛、胃肠炎、恶心、胸闷、呕吐等病症。

肺经不上头面，但列缺能治疗头项、颜面疾患，是因为此穴直接联络手阳明大肠经，可通调两经经气，治疗两经病变。经常刺激列缺穴有宣肺解表、通经活络的作用，可治疗头项及颜面疾患。

列缺

▶ 祛风通经络

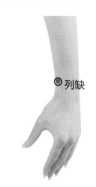

列缺

定位

位于前臂桡侧缘，桡骨茎突上方，腕横纹上1.5寸。

疏经活络	宣肺祛风
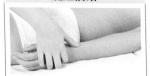	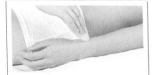
【按摩功效】 按摩列缺可以治疗落枕、头项强痛、手腕无力、掌中热等病症。	**【刮痧功效】** 刮拭列缺可以治疗咽喉肿痛、咳嗽、咳痰、气喘、疟疾等病症。

通里

▶ 活络安心神

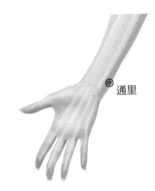

通里

通里穴是心经之络穴，与小肠相络。心主神，通里穴能宁心醒神，通经化瘀，平时受到惊吓或情绪不宁突然生气，掐按该穴就能安心舒缓。通里穴还有开心窍的功效，可以治疗暂时性失语。

定位

位于前臂掌侧，当尺侧腕屈肌腱的桡侧缘，腕横纹上1寸。

通经活络

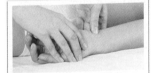

【按摩功效】按摩通里可以治疗心绞痛、心动过缓、舌强不语、肘臂痛等病症。

清热安神

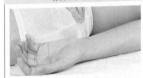

【刮痧功效】刮拭通里可以治疗热病、头痛、心悸、心律不齐、神经衰弱、咽喉肿痛等病症。

心属火，肾属水，心火必须下降到肾，使肾水不寒，肾水必须上炎于心，使心火不亢，这称为心肾相交，或者称为水火相济。如果心火盛，就会心神不宁，向下损耗肾水。经常刺激本穴，可调和心肾。

阴郄

▶ 固表滋心阴

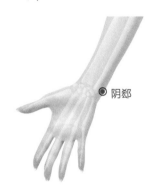

○ 阴郄

定位

位于前臂掌侧，当尺侧腕屈肌腱的桡侧缘，腕横纹上0.5寸。

安神固表	清心滋阴

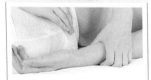

【按摩功效】按摩阴郄可以治疗头痛、眩晕、失眠、咳嗽、吐血、失音、胃脘痛等病症。

【刮痧功效】刮拭阴郄可以治疗心痛、惊悸怔忡、失眠、健忘、小儿骨蒸、盗汗等病症。

神门

▶ 安神通经络

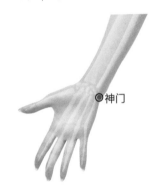

◎神门

心藏神、主神明，神门穴是心经的俞穴，亦是原穴，是神气出入的门户，具有宁心安神、清心调气的作用。刺激神门穴不久便会有困倦感，对治疗失眠有良好效果，最适合在晚间睡前操作。

定位

位于腕部，腕掌侧横纹尺侧端，尺侧腕屈肌腱的桡侧凹陷处。

益心安神

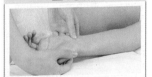

【按摩功效】按摩神门可以治疗心烦、心律不齐、高血压、惊悸、失眠、健忘等病症。

通经活络

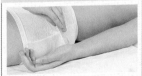

【刮痧功效】刮拭神门可以治疗心痛、心绞痛、头痛、眩晕、胁痛、腕关节痛等病症。

太渊穴是手太阴肺经的母穴，"虚则补其母"，加上又是肺经之原穴，为肺经之原气流注之处，故此穴擅长补肺。穴居寸口，肺朝百脉，此穴又是八会穴之脉会，有调气血，助心脉搏动之功。

太渊

▶ 止咳调血脉

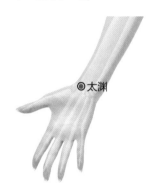

◎太渊

定位

位于腕掌侧横纹桡侧，桡动脉搏动处。

宣肺止咳	通调血脉
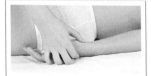	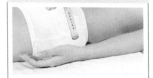
【按摩功效】按摩太渊可以治疗咳嗽、气喘、支气管炎、哮喘、百日咳、肺结核等病症。	【艾灸功效】艾灸太渊可以治疗呕血、胸闷、心痛、心悸、肋间神经痛、无脉症等病症。

大陵

▶ 宽胸宁心神

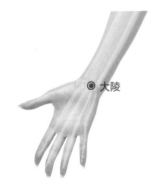

⊙大陵

大陵穴属孙真人十三鬼穴之一,其治疗精神神志疾病的临床疗效早已被几千年来的中医实践所证明。对神经衰弱有较好的疗效。穴处腕部,因近治作用,对腕关节疾患具有较好的防治作用。

定位

位于腕掌横纹的中点处,当掌长肌腱与桡侧腕屈肌腱之间。

和胃宽胸	清心宁神
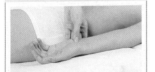	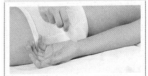
【按摩功效】按摩大陵可以治疗胸胁痛、胃炎、骨痛、呕吐、呕血、胸中热痛等病症。	【刮痧功效】刮拭大陵可以治疗癫痫、心痛、心悸、心烦、心肌炎、失眠、精神病等病症。

阳溪穴具有清泻郁热火毒之功，可治疗头面五官疾患；此穴泻火之力强，故可治疗痰火扰心或蒙蔽清窍的心烦、癫狂病等症，而达安神之效；此穴位于腕关节处，可治疗邪滞经络的腕臂酸痛。

阳溪

▶清热利关节

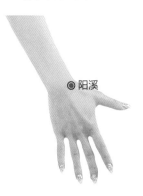

◎阳溪

定位

位于腕背横纹桡侧，当拇短伸肌腱与拇长伸肌腱之间的凹陷中。

通利关节	清热散风
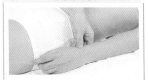	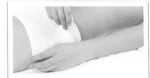
【按摩功效】按摩阳溪可以治疗半身不遂、肘臂不举、腕关节及周围软组织疼痛等病症。	【刮痧功效】刮拭阳溪可以治疗头痛、耳鸣、耳聋、目赤肿痛、齿痛、咽喉肿痛等病症。

阳池

▶ 止痛调三焦

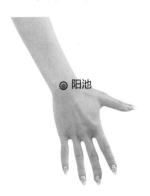

◎ 阳池

阳池穴为三焦经之原穴，是阳气生发之处，具有生发阳气、沟通表里的作用。刺激阳池穴可以通畅血液循环，平衡身体激素分泌，能够使身体暖和起来，消除手脚发冷怕冷的症状。

定位

位于腕背横纹中，当指伸肌腱的尺侧缘凹陷处。

通调三焦	通络止痛
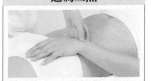	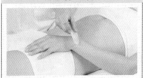
【按摩功效】按摩阳池可以治疗耳聋、口干、喉痹、感冒、扁桃体炎等病症。	【刮痧功效】刮拭阳池可以治疗头痛、项强、臂肘疼痛不能举、腕关节疾患等病症。

合谷穴长于清泻郁热，疏解面齿风邪，通调头面经络，是治疗热病及头面五官各种疾患之要穴。此穴又为大肠经原气所输注之处，大肠经络肺过胃属大肠，故可调节胃肠功能，治疗各种胃肠道疾患。

合谷
▶ 清热止疼痛

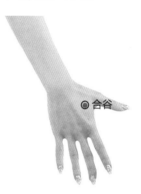

◎ 合谷

定位

位于手背，第1、第2掌骨间，第2掌骨桡侧的中点处即是。

镇静止痛	清热解表

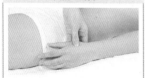

【按摩功效】按摩合谷可以治疗头痛、齿痛、咽喉肿痛、目赤肿痛、气喘、腹痛等病症。

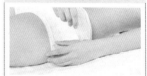

【刮痧功效】刮拭合谷可以治疗外感咳嗽、风寒颈痛、鼻炎、鼻出血、耳鸣、耳聋等病症。

后溪

▶ 清心通经络

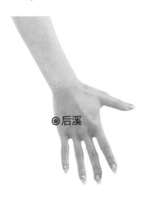

◎后溪

后溪穴是八脉交会穴，能通经络、正脊柱。对于长期在电脑前工作或学习的朋友，每隔1小时把双手后溪穴放在桌沿上来回滚动3~5分钟，可以减轻长期伏案以及面对电脑给人体带来的不良影响。

定位

位于手掌尺侧，微握拳，当小指本节后的远侧掌横纹头赤白肉际。

通经活络	清心安神
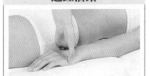	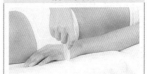
【按摩功效】按摩后溪可以治疗头项强痛、头晕目眩、头痛身热、目赤肿痛、耳鸣等病症。	【刮痧功效】刮拭后溪可以治疗癫狂病、癫痫、心烦、失眠、心悸、胸闷等病症。

劳宫穴为心包经之荥穴，此类穴位多位于掌指或跖趾关节之前，对热病具有较好的预防和治疗效果。精神状况低下、身体疲劳时，适当刺激劳宫穴能够振奋精神情绪，缓解身体疲劳。

劳宫
▶ 醒神清心热

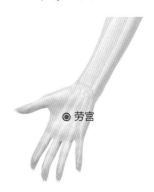
◎ 劳宫

定位

位于第2、第3掌骨之间偏于第3掌骨，握拳屈指时中指尖处。

开窍醒神	清心泻热

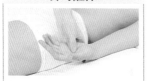 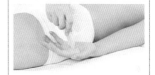

【按摩功效】按摩劳宫可以治疗癫狂病、脑卒中昏迷、头痛、休克、中暑等病症。

【刮痧功效】刮拭劳宫可以治疗心痛、心悸、烦渴、饮食不下、口腔炎、手掌多汗等病症。

少冲

▶ 息风醒神志

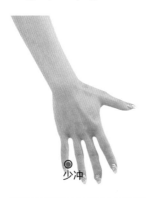

少冲

少冲穴为心经之井穴，有泄热苏厥、化痰开窍的作用，常用于治疗脏腑疾患，以及热病癫狂病、昏迷等心神发生混乱的急性病。经常按摩此穴，还可以减轻疲劳引起的头痛不舒服，有助于醒脑提神。

定位

位于手小指末节桡侧，距指甲角0.1寸（指寸）。

醒神开窍	清热息风
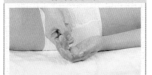	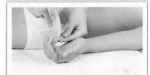
【按摩功效】按摩少冲可以治疗心痛、心悸、热病烦心、脑卒中昏迷、精神分裂症等病症。	【刮痧功效】刮拭少冲可以治疗胸胁痛、心肌炎、肋间神经痛、目赤、咽痛等病症。

少泽
▶ 开窍清心热

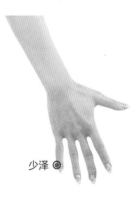

少泽穴为小肠经之井穴，善治热症，通常刺血功效比较好。咽喉痛、发热、牙肿点刺本穴，滴一滴血就可缓解。另外，适当刺激本穴能使垂体后叶催产素分泌增加，缺乳产妇血中生乳素含量增加。

定位

位于手小指末节尺侧，距指甲角0.1寸（指寸）。

少泽 ◎

开窍通络	清心泻热
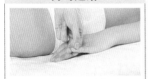	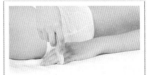
【按摩功效】按摩少泽可以治疗头痛、项强、喉痹、舌卷、臂麻、手颤、小指不用等病症。	【刮痧功效】刮拭少泽可以治疗寒热疟疾、目翳、角膜炎、乳痈、乳少、昏迷等病症。

血海

▶ 化湿调经血

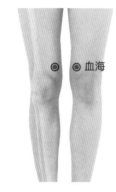

◎血海

血海穴为脾经所生之血聚集之处。经常刺激血海穴有化血为气，运化脾血的作用，临床上主要用于配合治疗妇科病、血热性皮肤病等病症。因其位于膝部，又可用于治疗膝股内侧痛。

定位

屈膝，位于大腿内侧，髌底内侧端上2寸处。

调经统血	健脾化湿
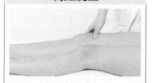	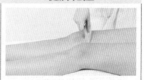
【按摩功效】按摩血海可以治疗月经不调、崩漏、痛经、经闭、丹毒、贫血等病症。	【刮痧功效】刮拭血海可以治疗白带异常、阴部瘙痒、荨麻疹、湿疹、皮肤瘙痒症等病症。

梁丘穴为胃经之郄穴，刺激该穴可调理胃腑气血，使转输运化正常，可谓是治疗胃病的要穴。又因郄穴有救急的作用，故此穴不仅能快速有效地缓解胃腑的急性疼痛，还可防治下肢病症，缓解腿痛、腿麻等。

梁丘
▶和胃通经络

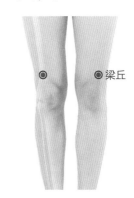

◎　　　◎梁丘

定位

屈膝，位于髂前上棘与髌底外侧端的连线上，髌底上2寸。

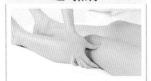

理气和胃

【按摩功效】按摩梁丘可以治疗胃脘疼痛、肠鸣、泄泻、急性胃炎等病症。

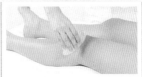

通经活络

【刮痧功效】刮拭梁丘可以治疗鹤膝风、乳腺炎、膝关节及其周围软组织炎等病症。

犊鼻

▶ 通络消肿痛

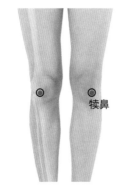

犊鼻

犊鼻穴属足阳明胃经，位于膝部，膝盖是人体的薄弱部位，最容易受风寒侵袭，容易出现膝腿疼痛、麻木等不适，影响日常生活。适当刺激该穴可防治下肢、膝关节病变，还您健康体魄。

定位

屈膝，位于膝部，髌骨与髌韧带外侧凹陷中。

通经活络

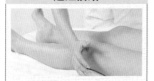

【按摩功效】按摩犊鼻可以治疗膝中疼痛、下肢痿痹、膝关节炎、脑卒中瘫痪等病症。

消肿止痛

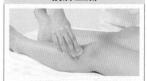

【刮痧功效】刮拭犊鼻可以治疗脚气、损伤性膝关节痛、膝关节及其周围软组织炎等病症。

正坐屈膝时，在膝盖外侧有一个凹陷点，就是膝阳关穴。本穴是膝关节气血下行的必经之地，常按摩此穴对缓解膝关节疼痛有很好的作用。生活中要注意控制体重，以减少膝关节的损伤和负重。

膝阳关

▶ 祛风化湿

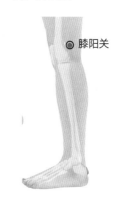

◎ 膝阳关

定位

位于阳陵泉上3寸，股骨外上髁上方的凹陷处。

疏利关节	祛风化湿
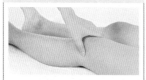	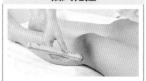
【按摩功效】按摩膝阳关可以治疗膝胫疼痛、屈伸不利、下肢瘫痪、膝关节炎等病症。	【艾灸功效】艾灸膝阳关可以治疗风寒湿引起的腿痛、下肢麻木、脚气等病症。

委中

▶ 凉血舒筋络

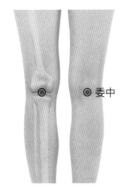

◎委中

委中穴属足太阳膀胱经，为膀胱经之合穴。体力劳动和久坐之人，腰背部常出现酸痛的情况。古有"腰背委中求"之语，刺激该穴可以治腰背疼痛，对一些下肢疾病也有缓解、治疗的作用。

定位

位于腘横纹中点，股二头肌腱与半腱肌肌腱的中间。

舒筋通络	清热凉血
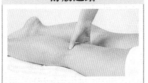	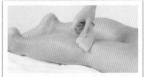
【按摩功效】按摩委中可以治疗腰脊痛、风寒湿痹、半身不遂、头痛、眩晕等病症。	【刮痧功效】刮拭委中可以治疗脚气、丹毒、肩上热、腋下肿、小腹肿痛、小便难等病症。

阳陵泉穴为八会穴之筋会，是筋气聚会之处。刺激该穴可疏肝利胆、舒筋活络，能够治疗腰腿痛、胆囊炎、膝关节炎、坐骨神经痛等病症，帮助患者从病痛中解脱出来，恢复腰膝强健的状态。

阳陵泉

▶ 利胆调肝气

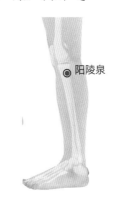

● 阳陵泉

定位

位于小腿外侧，腓骨头前下方凹陷处。

强腰利水	疏肝利胆

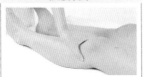

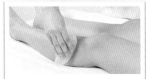

【按摩功效】按摩阳陵泉可以治疗腰痛、半身不遂、下肢麻木、小便不禁、遗尿等病症。

【刮痧功效】刮拭阳陵泉可以治疗胁肋疼痛、呕吐胆汁、头痛、小儿惊风等病症。

阴陵泉

▶ 调经利水湿

阴陵泉穴善于调节脾肾的功能。脾主运化水湿，肾为水脏，主津液，它们在调节体内水液平衡方面起极为重要的作用。脾肾虚弱，则水液疏泄无力，易发水肿。刺激本穴可健脾肾、利水湿。

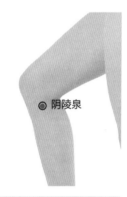

◎ 阴陵泉

定位

位于小腿内侧，当胫骨内侧髁后下方凹陷处。

益肾调经、健脾理气

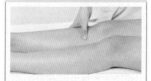

【按摩功效】按摩阴陵泉可以治疗腹痛、腹胀、月经不调、痛经、遗精、遗尿等病症。

清利湿热、通经活络

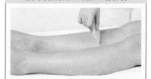

【刮痧功效】刮拭阴陵泉可以治疗水肿、黄疸、小便不利、膝痛、脚气、吐泻等病症。

足三里穴为胃经之合穴，是所有穴位中最具养生保健价值的穴位，同时也是调理肠胃功能的保健要穴，所有肠胃问题引起的肚腹疼痛，均可刺激本穴来缓解，所以有"肚腹三里留"这样的口诀。

足三里

▶ 活络培元气

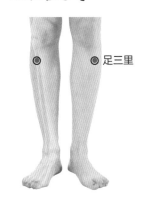

● 足三里

定位

位于小腿前外侧，当犊鼻下3寸，距胫骨前缘一横指（中指）。

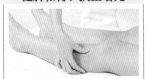

健脾和胃、扶正培元

【按摩功效】按摩足三里可以治疗脘腹胀满、胃脘痛、便秘、痛经、产后腰痛等病症。

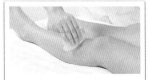

通经活络、升降气机

【刮痧功效】刮拭足三里可以治疗四肢肿胀、头晕、胸胁满痛、脑卒中、咳嗽、喘息等病症。

上巨虚

▶ 和胃化积滞

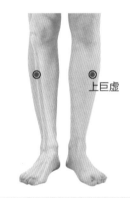

上巨虚

上巨虚穴属足阳明胃经，为大肠之下合穴。中医有"合治内腑"之说，故本穴可以调和肠胃，治疗令女性闻之色变的胃肠病。肠胃健康不生病，拥有美丽容颜的女性自然是最动人的。

定位

位于小腿前外侧，当犊鼻下6寸，距胫骨前缘一横指（中指）。

理脾和胃	通肠化滞
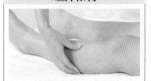	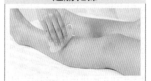
【按摩功效】按摩上巨虚可以治疗恶心、呕吐、消化不良、腹痛、泄泻、脐腹疼痛等病症。	【刮痧功效】刮拭上巨虚可以治疗痢疾、便秘、肠痈、饮食不化、小便黄赤等病症。

丰隆穴为胃经之络穴，络于脾脏。高脂血症是由脂肪代谢或运转失常所致，如高胆固醇血症。刺激该穴能改善脾脏功能，调理人体的津液输布，使水有所化，痰无所聚，达到降脂的作用。

丰隆

▶ 和胃化痰湿

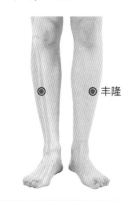

丰隆

定位

位于小腿前外侧，当外踝尖上8寸，距胫骨前缘二横指（中指）。

和胃化痰

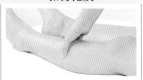

【按摩功效】按摩丰隆可以治疗胸腹痛、胃痛、恶心、咳吐痰涎、大小便难、痰饮等病症。

利湿升清

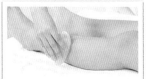

【刮痧功效】刮拭丰隆可以治疗头痛、眩晕、面目浮肿、喉痹、经闭、血崩、脚气等病症。

承山

▶ 消痔活经络

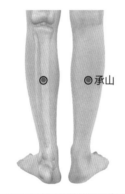

承山穴所在的位置相当于"筋、骨、肉"的一个交点,是最直接的受力点。经常穿高跟鞋的女性或缺钙、腿部受寒的人,容易出现小腿抽筋的状况,发作时疼痛难忍,按压承山穴能有效解痉止痛。

定位

位于小腿后面正中,当伸直小腿时腓肠肌肌腹下出现尖角凹陷处。

理气消痔

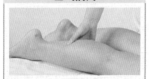

【按摩功效】按摩承山可以治疗腹痛、腹胀、大便难、泄泻、脱肛、痔疮、便血等病症。

舒筋活络

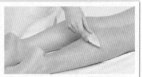

【刮痧功效】刮拭承山可以治疗腰脊痛、膝下肿、脚跟急痛、脚弱无力、下肢不遂等病症。

三阴交穴为十总穴之一，指的是3条阴经即足太阴脾经、足少阴肾经、足厥阴肝经的交会处，它主要调理下焦，也就是肚脐以下的部位，其中对治疗女性痛经特别有效，还可安神、帮助睡眠。

三阴交

▶ 调理肝脾肾

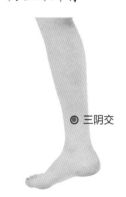

◎ 三阴交

定位

位于小腿内侧，足内踝尖上3寸，胫骨内侧缘后方。

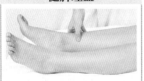

健脾理血

【按摩功效】按摩三阴交可以治疗呕吐、胸腹胀满、腹痛、泄泻、月经不调、闭经等病症。

益肾平肝

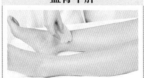

【刮痧功效】刮拭三阴交可以治疗黄疸、水肿、小便不利、遗精、下肢神经痛等病症。

地机

▶ 利湿调经带

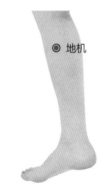

◎ 地机

地机穴出现压痛多提示有胰腺疾患。不良饮食习惯、缺乏锻炼、精神紧张等是导致血糖升高的常见因素。刺激地机穴能促进胰岛素分泌，控制血糖平衡，对改善糖尿病有良好的效果。

定位

位于小腿内侧，当内踝尖与阴陵泉的连线上，阴陵泉下3寸。

调经止带	健脾渗湿
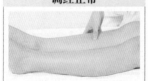	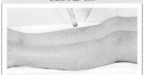
【按摩功效】按摩地机可以治疗月经不调、痛经、白带过多、遗精、早泄、阳痿等病症。	【艾灸功效】艾灸地机可以治疗食欲不振、腹胀、腹痛、小便不利、水肿等病症。

悬钟穴别名绝骨，八会穴之髓会。它专管人体周身骨髓的汇聚，汇聚得宜，则筋骨强健，稍有瘀阻，则疼痛滋生。因"髓生血"，故本穴有较强的疏通经络、行气活血的功能，能调理周身诸痛。

悬钟

▶ 息风益肝肾

定位

位于小腿外侧，当外踝尖上3寸，腓骨前缘。

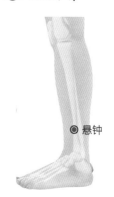

◎ 悬钟

平肝息风	疏肝益肾
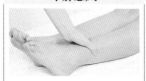	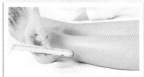
【按摩功效】按摩悬钟可以治疗偏头痛、颈项强直、鼻出血、高血压、腋肿等病症。	**【艾灸功效】**艾灸悬钟可以治疗胁肋疼痛、四肢关节酸痛、半身不遂、脑卒中后遗症等病症。

复溜

▶ 温阳补肾阴

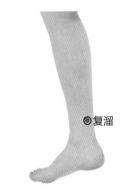

◎复溜

复溜穴为肾经之经穴，是调节肾经的"杠杆药"，有补肾滋阴、利水消肿的作用，专治水液代谢失常疾病。患有神经衰弱，或者疲劳时脚肿胀者，可用手在复溜穴上按摩，整个过程非常简单而且有效。

定位

位于小腿内侧，当太溪直上2寸，跟腱的前方。

补肾益阴	温阳利水
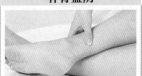	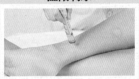
【按摩功效】按摩复溜可以治疗腰痛、大便脓血、盗汗、自汗、目昏、下肢瘫痪等病症。	【艾灸功效】艾灸复溜可以治疗水肿、小便不利、腹部胀满、泄泻、寒湿脚气等病症。

昆仑穴为膀胱经之经穴，足跟是人体负重的主要部分，足跟痛最常见于久站，尤其是经常穿高跟鞋的女性。经常刺激昆仑穴，能增强下肢肌肉力量，强筋健骨，缓解足跟痛的症状。

昆仑

▶ 安神活经络

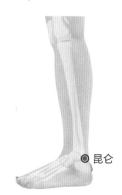

◎ 昆仑

定位

位于足部外踝后方，当外踝尖与跟腱间的凹陷处。

舒筋活络	安神清热
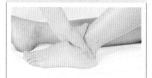	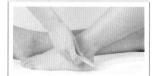
【按摩功效】按摩昆仑可以治疗背股强痛、腰痛如折、腿股疼痛、浮肿、腹满、大便难等病症。	【刮痧功效】刮拭昆仑可以治疗目眩、目赤肿痛、齿痛颊肿、疟疾、脚气、癫狂病等病症。

太溪

▶ 壮阳滋肾阴

太溪穴为肾经之原穴。犹如汇聚肾经原气的"长江"，补之则济其亏损，泄之则祛其有余，善于治疗肾脏疾病以及五官方面的病症，另外，对于阳虚引起的下肢病症亦有较好的疗效。

定位

位于足内侧，当内踝尖与跟腱之间的凹陷处。

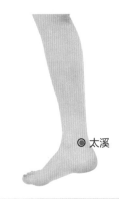

◎ 太溪

滋阴益肾	壮阳强腰
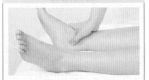	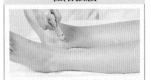
【按摩功效】按摩太溪可以治疗心烦失眠、咳喘、头痛、牙痛、咽喉肿痛、心痛等病症。	【艾灸功效】艾灸太溪可以治疗遗精、阳痿、月经不调、耳鸣、耳聋、腰痛、足跟痛等病症。

《千金要方》里称照海穴为"漏阴"，意指肾经经水在此蒸发、漏失，故刺激照海穴能滋肾清热、通调三焦，可促进女性内分泌和生殖系统功能的改善，有益于卵巢的保养，使女性健康常在。

照海

▶ 安神调下焦

◎ 照海

定位

位于足内侧，内踝尖下方凹陷处。

养阴安神	调理下焦
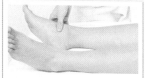	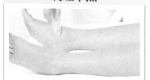
【按摩功效】按摩照海可以治疗面目浮肿、目赤肿痛、咽喉肿痛、心痛、脚气、红肿等病症。	【刮痧功效】刮拭照海可以治疗月经不调、痛经、恶露不止、泄泻、淋病、遗精等病症。

商丘

▶ 化湿安心神

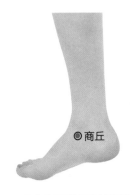

◎ 商丘

商丘穴为脾经之经穴。脾主精微、水湿的运化，刺激商丘穴则可以健脾化湿，让肠胃更通畅，促进体内毒素更快的排出。因其位于足踝部，取穴位的近治作用，还可治疗足踝疼痛。

定位

位于足内踝前下方凹陷中，当舟骨结节与内踝尖连线的中点处。

健脾化湿

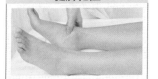

【按摩功效】按摩商丘可以治疗呕吐、吞酸、胃痛、腹胀、肠鸣、泄泻、痢疾等病症。

清心宁神

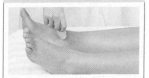

【刮痧功效】刮拭商丘可以治疗嗜卧、目昏、舌痛、小儿惊风、癫狂病、疟疾等病症。

行间

▶ 清肝活经络

行间穴为肝经之荥穴。荥穴善清泄邪火，可治热病。肝主怒，肝失疏泄，气郁火盛，易导致肝火旺盛，出现口干舌燥、口苦、口臭等热症，经常刺激本穴，可疏泄肝火，改善上述病症。

定位

位于足背侧，当第1、第2趾间，趾蹼缘的后方赤白肉际处。

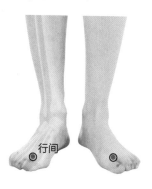

行间

凉血安神	清肝活络
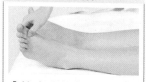	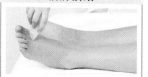
【按摩功效】按摩行间可以治疗目肿、月经不调、崩漏、白带异常、遗精、遗尿等病症。	【刮痧功效】刮拭行间可以治疗头痛目眩、雀目内障、疝气、胸胁痛、厥证、脑卒中等病症。

内庭

▶ 清热化积滞

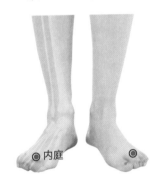

◎ 内庭

内庭穴属足阳明胃经，为胃经之荥穴，具有清胃泻火、理气止痛的作用，是热证、上火的克星，对胃火引起的牙痛、咽喉肿痛、口臭等发热病症有良好的疗效，熬夜或是阳盛体质的人可适当刺激。

定位

位于足背，当第2、第3趾间，趾蹼缘后方赤白肉际处。

通肠化滞	清热和胃
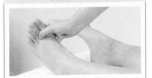	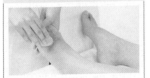
【按摩功效】按摩内庭可以治疗腹痛、腹胀、饮食不化、泄泻、便血、小便不利等病症。	【刮痧功效】刮拭内庭可以治疗目痛、齿痛、鼻衄、喉痹、吞酸、胃痛、胃中热等病症。

太冲穴为肝经之原穴。肝为"将军之官"，主怒，肝火旺盛得不到发泄，人就容易发怒生气。大怒伤肝伤肾，刺激本穴可疏肝理气、通调三焦，使人心平气和，养护肝脏健康，远离疾病困扰。

太冲

▶ 疏肝利下焦

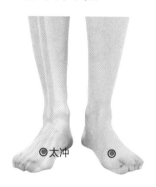

定位

位于足背侧，当第1跖骨间隙的后方凹陷处。

◎太冲

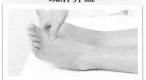

疏肝养血

【按摩功效】按摩太冲可以治疗月经不调、痛经、经闭、崩漏、呕吐、胸胁支满等病症。

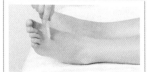

清利下焦

【刮痧功效】刮拭太冲可以治疗带下、难产、乳痈、阴痛、遗尿、癃闭、淋病等病症。

隐白

▶ 和血回厥逆

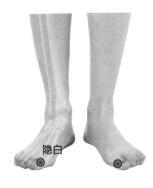

隐白

隐白穴是脾经之井穴，是治疗月经过多、崩漏的要穴。脾主统血，脾阳虚弱，则统血无力，易导致各类出血疾患，尤以妇科病症多见。刺激本穴可健脾回阳止血，让人恢复正常的好气色。

定位

位于足大趾末节内侧，距趾甲角0.1寸（指寸）。

健脾和血	清心回厥
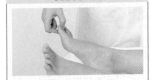	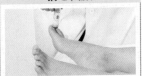
【按摩功效】按摩隐白可以治疗鼻衄、吐血、崩漏、饮食欠佳、腹胀、腹痛等病症。	【艾灸功效】艾灸隐白可以治疗休克、癫狂病、心烦、惊悸、失眠、急慢惊风等病症。

至阴

▶ 正胎清头目

至阴穴是足太阳膀胱经的常用腧穴之一，为膀胱经之井穴。本穴上清头目、下调胞产，胎位异常见于腹壁松弛的孕妇和经产妇。早期纠正胎位，能预防难产。艾灸至阴矫正胎位成功率较高。

定位

位于足小趾末节外侧，距趾甲角0.1寸（指寸）。

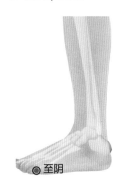

◎ 至阴

清头明目	正胎催产、理气活血
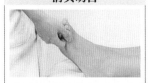	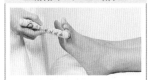
【按摩功效】按摩至阴可以治疗头痛、眩晕、目翳、鼻衄、耳鸣、耳聋、项背疼痛等病症。	**【艾灸功效】**艾灸至阴可以治疗胸胁痛、腰胁相引急痛、小便不利、皮肤瘙痒、难产等病症。

涌泉

▶ 开窍滋肾阴

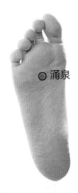

○ 涌泉

涌泉穴是足少阴肾经的常用腧穴之一，为肾经之井穴，急救穴之一。正确刺激该穴可治疗多种疾病，使人精力充沛，对各类亚健康的缓解有很大帮助，让你越来越健康。

定位

位于足底部，约当足底第2、第3趾趾缝纹头端与足跟连线的前1/3与后2/3交点上。

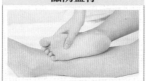

滋阴益肾	苏厥开窍
	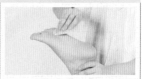
【按摩功效】按摩涌泉可以治疗咽喉肿痛、鼻出血、咳嗽、泄泻、二便不利、不孕等病症。	【刮痧功效】刮拭涌泉可以治疗癫狂病、善恐、健忘、惊风、头痛目眩、休克、中暑等病症。

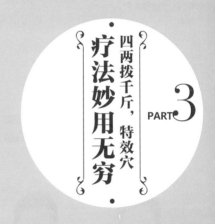

四两拨千斤，特效穴
疗法妙用无穷

PART 3

日常生活中，
一些急症或常见病发作时，
往往不能及时赶到医院，
患者痛苦不堪，甚至危及生命，
在此种缺医无药的情况下，
掌握几招特效穴治病的方法，
常能为患者赢得送往医院的救治时间。

头痛 ▶按摩提神醒脑

头痛是指由于外感与内伤，致使脉络拘急或失养，清窍不利所引起的以头部疼痛为主要临床特征的疾病。无论是风寒还是风热引起的头痛，均可使用按摩理疗法。

【依症状探疾病】

●**外感风寒型：** 吹风受寒易诱发，有时痛连项背，恶风寒，喜裹头，口不渴等。

●**外感风热型：** 头胀痛，甚则如裂，恶风发热，面红耳赤，口渴，咽红肿痛，尿黄或便秘等。

穴位定位

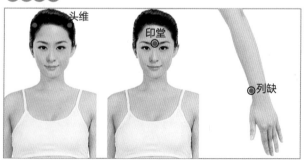

特效穴位理疗

1 揉按▶ **头维**
将拇指指腹放于头维上，其余四指附于脑部，力度由轻渐重地揉按1~2分钟。

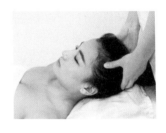

2 揉按▶ **印堂**
伸出大拇指，其余四指半握拳，用拇指指腹揉按印堂50次。

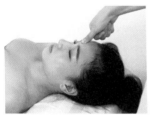

3 揉按▶ **列缺**
伸出拇指放于列缺上，其余四指附于手臂，力度适中地揉按3分钟。

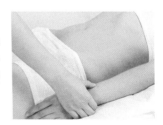

偏头痛 ▶按摩醒脑开窍

偏头痛是一种常见的慢性神经血管性疾患。临床以发作性中重度搏动样头痛为主要表现，头痛多为偏侧。无论是风热还是肝气郁结引起的偏头痛，均可使用按摩理疗法。

【依症状探疾病】

●**外感风热型**：头痛偏于头部一侧或全头痛，呈现头痛发胀，时感灼痛，遇热而增重，面目俱赤等。

●**肝气郁结型**：头痛偏于头部一侧，呈胀痛，伴眩晕、口苦，心烦失眠，疼痛每因情绪激动、恼怒而诱发等。

穴位定位

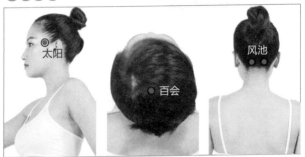

太阳　百会　风池

特效穴位理疗

1 **按揉▸ 太阳**
将双手掌根贴于太阳穴，做轻缓平和的揉动，操作3分钟。

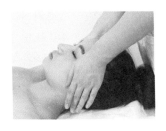

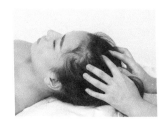

2 **按揉▸ 百会**
将五指分开，由前发际分别向后发际抹动2分钟，重点着力于百会穴。

3 **拿捏▸ 风池**
用拇指与示指、中指相对拿捏风池穴30次，以颈部感到酸胀为度。

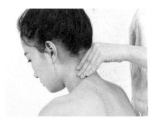

眩晕 ▶艾灸补虚止眩

眩晕分为周围性眩晕和中枢性眩晕。周围性眩晕发作时多伴有耳聋、耳鸣、恶心、呕吐等症状。无论是气血亏虚还是肾精不足引起的眩晕，均可使用艾灸理疗法。

【依症状探疾病】

●**气血亏虚型**：眩晕动则加剧，劳累即发，面色苍白，唇甲不华，心悸少寐，神疲懒言等。

●**肾精不足型**：眩晕而见精神委靡，少寐多梦，健忘，腰膝酸软，遗精，耳鸣等。

穴位定位

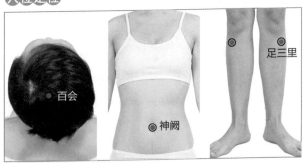

百会

神阙

足三里

特效穴位理疗

1 **悬灸▶ 百会**
用艾条悬灸法灸治百会穴10～15分钟，以出现循经感传、气至病所为佳。

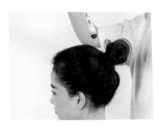

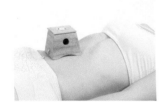

2 **温和灸▶ 神阙**
点燃艾灸盒灸治神阙穴10～15分钟，以受灸者感到舒适无灼痛感、皮肤潮红为度。

3 **悬灸▶ 足三里**
用艾条悬灸法灸治足三里穴10～15分钟，以受灸者能忍受的最大热度为佳。

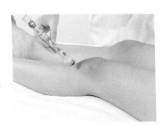

贫血 ▶按摩培元固本

　　贫血是指人体外周血血红蛋白（Hb）减少，低于正常范围下限的一种临床症状。表现为头昏、耳鸣、失眠等，贫血初期进行按摩可培元固本、调经统血。

——— 特效穴位理疗 ———

1 分推 ▶ 膻中

用手掌分推膻中穴20次，以局部皮肤发红为度。

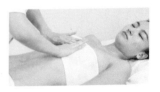

2 振动 ▶ 中脘

双掌相叠置于中脘穴处，以振动手法操作1分钟。

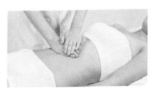

3 按揉 ▶ 足三里

将示指、中指并拢，用指腹按揉足三里穴50次。

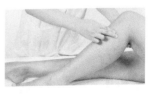

低血压 ▶艾灸益气升阳

低血压指血压降低引起的一系列症状。部分人群无明显症状，病情轻微者可有头晕、头痛、疲劳等。低血压初期进行艾灸可益气升阳、提神醒脑。

——— 特效穴位理疗 ———

1 温和灸 ▶ 气海

点燃艾灸盒置于气海穴上，灸治10~15分钟，以皮肤透热为度。

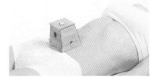

2 悬灸 ▶ 足三里

用艾条悬灸法灸治足三里穴10~15分钟，以有循经感传为度。

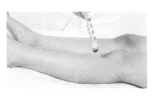

3 温和灸 ▶ 膈俞

点燃艾灸盒灸治膈俞穴10~15分钟，以局部皮肤潮红为度。

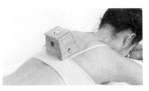

心律失常 ▶按摩通心活络

心律失常在中医里属于"心悸"的范畴，发生时，患者自觉心跳快而强，并伴有胸痛、胸闷等症状。无论是心虚胆怯还是心脾两虚引起的心律失常，均可使用按摩理疗法。

【依症状探疾病】

●**心虚胆怯型**：心悸，胸闷，胸痛，喘息，头晕，善惊易恐，坐卧不安，少寐多梦等。

●**心脾两虚型**：心悸，头晕，面无血色，倦怠乏力，饮食欠佳，自汗，气促，动则加重等。

穴位定位

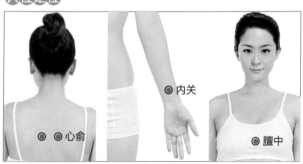

◎ ◎心俞　　◎内关　　◎膻中

特效穴位理疗

1 揉按▶ 心俞

用拇指指腹揉按心俞穴3~5分钟，以局部有酸胀感为度。

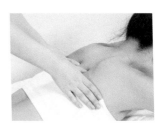

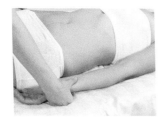

2 揉按▶ 内关

用拇指指腹揉按内关穴1~3分钟，以局部有酸胀感为度。

3 揉按▶ 膻中

用拇指指腹揉按膻中穴1~3分钟，以局部皮肤发热为度。

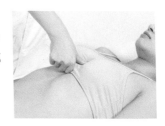

失眠 ▶按摩镇静安神

失眠是指无法入睡或无法保持睡眠状态，即睡眠失常。睡眠不足会导致生理节奏被打乱，引起全身不适。无论是肝郁化火还是阴虚火旺引起的失眠，均可使用按摩理疗法。

【依症状探疾病】

●肝郁化火型：失眠，情绪急躁易怒，不思饮食，口渴喜饮，目赤口苦，小便黄赤，大便秘结等。

●阴虚火旺型：心烦失眠，心悸不安，头晕，耳鸣，健忘，腰酸梦遗，五心烦热，口干津少等。

穴位定位

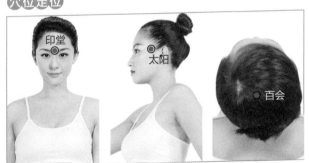

特效穴位理疗

1 点按▸ 印堂

将示指、中指并拢，用指腹点按印堂穴30次，以局部皮肤潮红为度。

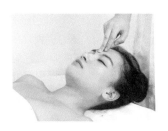

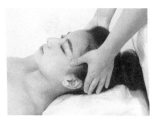

2 按揉▸ 太阳

将拇指指腹放于太阳穴上，其余四指附于脑部，力度由轻渐重地揉按1~2分钟。

3 压揉▸ 百会

伸出拇指，其余四指半握拳，将指腹放于百会穴上，适当用力压揉1分钟。

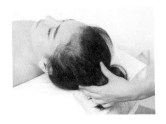

神经衰弱 ▸ 艾灸醒脑安神

神经衰弱是指由于长期情绪紧张及精神压力过大，从而使大脑精神活动能力减弱的功能障碍性病症。其主要特征是易兴奋，神经衰弱初期进行艾灸可醒脑安神。

———— 特效穴位理疗 ————

1 悬灸 ▸ 百会

用艾条悬灸法灸治百会穴10~15分钟，以有热感为度。

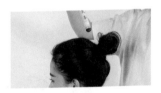

2 回旋灸 ▸ 神门

用艾条回旋灸法灸治神门穴10~15分钟，以皮肤潮红为度。

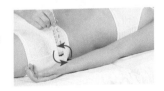

3 回旋灸 ▸ 内关

用艾条回旋灸法灸治内关穴10~15分钟，以有循经感传为度。

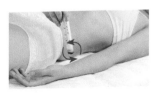

疲劳综合征 ▸按摩缓解疲劳

　　疲劳综合征即慢性疲劳综合征，典型表现为：短期记忆力减退或注意力不集中、肌肉酸痛、头痛、睡眠后精力不能恢复等。疲劳综合征初期进行按摩可缓解疲劳。

———— 特效穴位理疗 ————

1 **按揉▸ 气海**
将示指、中指、无名指并拢，用指腹按揉气海穴5分钟。

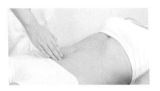

2 **揉按▸ 列缺**
将拇指指腹放于列缺穴上，力度适中，揉按3分钟。

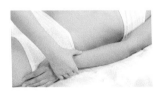

3 **揉按▸ 足三里**
将拇指指腹放于足三里穴上，力度由轻渐重地揉按1～2分钟。

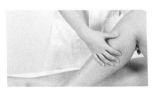

肥胖症 ▶拔罐瘦身降脂

肥胖是指一定程度的明显超重与脂肪层过厚。肥胖严重者容易引起高血压、心血管疾病等问题。无论是气虚痰壅还是胃肠积热引起的肥胖症，均可使用拔罐理疗法。

【依症状探疾病】

● **气虚痰壅型**：形体肥胖，动则气短、汗出，肤色少华，精神倦怠，嗜睡，胃脘胀满，大便溏薄等。

● **胃肠积热型**：形体肥胖，面有油光，胃口极佳，畏热烦躁，口苦咽干，尿黄，便秘等。

穴位定位

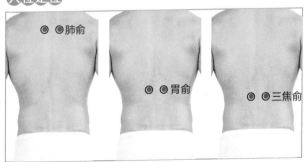

特效穴位理疗

1 **火罐留罐▶肺俞**
将火罐扣在肺俞穴上，留罐10分钟，以局部皮肤潮红、充血为度。

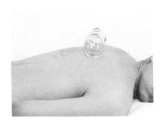

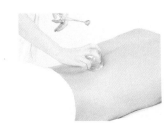

2 **火罐留罐▶胃俞**
将火罐扣在胃俞穴上，留罐10分钟，以局部皮肤充血为度。

3 **火罐留罐▶三焦俞**
将火罐扣在三焦俞穴上，留罐10分钟，以局部皮肤有少量瘀血被拔出为度。

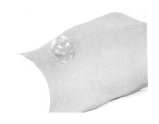

抑郁症 ▶按摩安神解郁

　　抑郁症的发病过程与心理、遗传、生活等诸多方面因素都有关联，以患者情绪消沉低落，思维迟缓，认知功能出现障碍为典型症状，抑郁症初期进行按摩可安神解郁。

—————— 特效穴位理疗 ——————

1 **点按▶ 心俞**
四指合拢做支撑点，用拇指指腹点按心俞穴1~3分钟。

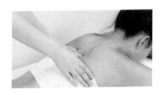

2 **按揉▶ 百会**
用示指、中指指腹按揉百会穴20次，以局部有酸胀感为度。

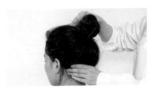

3 **按揉▶ 印堂**
用示指、中指指腹揉按印堂穴50次，以局部皮肤潮红为度。

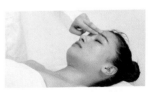

空调病 ▶刮痧祛风散寒

空调病指长时间在空调环境下工作学习的人，因空气不流通，环境不佳，出现鼻塞、头昏、打喷嚏、乏力、记忆力减退等症状，空调病初期进行刮痧可祛风散寒。

——— 特效穴位理疗 ———

1 面刮▶ 太阳
用刮痧板面侧着力于太阳穴刮拭5～10秒后提起，操作10次。

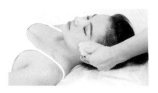

2 角刮▶ 风池
用角刮法自上而下地刮拭风池穴30次，至皮肤出现痧痕为止。

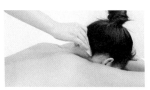

3 角刮▶ 大椎
用角刮法刮拭大椎穴30次，至皮肤出现痧痕为止。

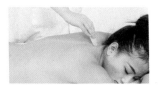

感冒 ▶拔罐祛风解表

感冒是一种由病毒引起的急性上呼吸道感染疾病，以头痛、鼻塞、流涕、喷嚏、恶寒、发热等为主要特征。无论是风寒还是风热引起的感冒，均可使用拔罐理疗法。

【依症状探疾病】

●风寒感冒：鼻塞或鼻痒喷嚏，鼻涕清稀如水，喉痒咳嗽，痰多稀薄，发热轻而恶寒重，无汗，头痛等。

●风热感冒：发热，不恶寒或轻微怕风，出汗不畅，头痛，鼻塞流浊涕，痰黄稠，口渴，咽喉红肿等。

穴位定位

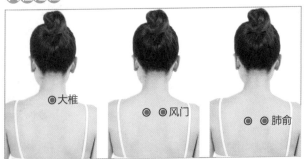

◎大椎　　　◎　◎风门　　　◎　◎肺俞

特效穴位理疗

1 火罐留罐 ▶ 大椎

将火罐扣在大椎穴上，留罐15分钟，以局部皮肤泛红、充血为度。

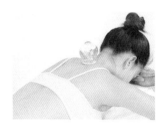

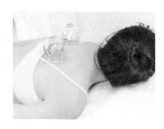

2 火罐留罐 ▶ 风门

将火罐扣在风门穴上，留罐15分钟，以局部皮肤潮红，出现罐印为度。

3 火罐留罐 ▶ 肺俞

将火罐扣在肺俞穴上，留罐15分钟，以局部皮肤充血为度。

咳嗽 ▸刮痧化痰止咳

咳嗽是呼吸系统疾病的主要症状，表现为痰多色稀白或痰色黄稠，喉间有痰声，易咳出等。无论是风寒还是风热引起的咳嗽，均可使用刮痧理疗法。

【依症状探疾病】

●**风寒袭肺型**：咳嗽声重，咽喉作痒，咳痰稀薄，头痛，发热，鼻塞流涕，形寒无汗，肢体酸楚等。

●**风热犯肺型**：咳嗽频繁剧烈，咳痰黄稠，身热头痛，汗出恶风，咽痛，小便黄等。

穴位定位

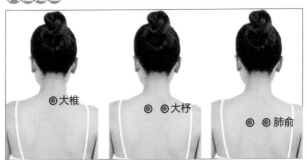

◉大椎　　　◎ ◉大杼　　　◎ ◉肺俞

特效穴位理疗

1 角刮▸ 大椎

用角刮法刮拭大椎穴
20次，力度轻柔，速
度缓慢，可不出痧。

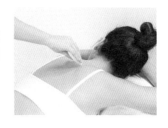

2 面刮▸ 大杼

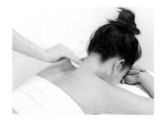

用面刮法刮拭大杼穴
30次，力度微重，速
度适中，刮至局部出
痧为度。

3 面刮▸ 肺俞

用面刮法刮拭肺俞穴
30次，力度微重，速
度适中，刮至局部出
痧为度。

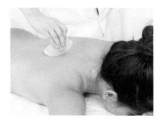

发热 ▶拔罐退热除烦

发热是指体温高出正常标准，外感发热见于感冒、伤寒等病症，内伤发热有阴虚发热、阳虚发热等。无论是气虚还是阴虚引起的发热，均可使用拔罐理疗法。

【依症状探疾病】

● **气虚发热**：长期发热，温度不高，劳累后症状加重，伴少气懒言，动则汗出，易感冒等症状。

● **阴虚发热**：午后潮热，或夜间发热，不欲近衣，手足心热，烦躁，少寐多梦，盗汗，口干咽燥等。

穴位定位

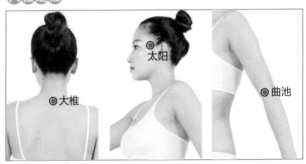

● 大椎　　太阳　　● 曲池

特效穴位理疗

1 火罐留罐 ▶ 大椎
将火罐扣在大椎穴上，留罐10～15分钟，以局部皮肤潮红为度。

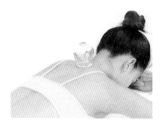

2 气罐留罐 ▶ 太阳
将气罐吸附在太阳穴上，留罐10分钟，以局部皮肤潮红为度。

3 气罐留罐 ▶ 曲池
将气罐吸附在曲池穴上，留罐15分钟，以局部皮肤泛红、充血为度。

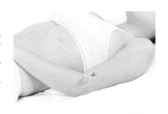

中暑 ▶刮痧清热开窍

中暑指长时间在高温下，机体出现以体温调节障碍，水、电解质代谢紊乱为主要表现的急性疾病。无论是气营两燔还是痰热内闭心包引起的中暑，均可使用刮痧理疗法。

【依症状探疾病】

●**气营两燔型**：起病较急，壮热多汗，头痛项强，恶心呕吐，烦躁嗜睡，抽搐，口渴便秘等。

●**痰热内闭心包型**：神昏谵语，身热，烦躁不安，痰盛气粗等。

穴位定位

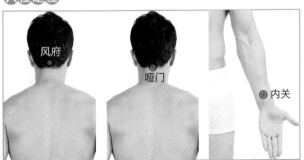

风府

哑门

◉ 内关

—— 特效穴位理疗 ——

1 **角刮▶ 风府**

用刮痧板的角部刮拭风府穴30次，由上至下，力度适中，以出痧为度。

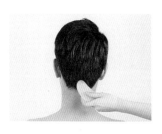

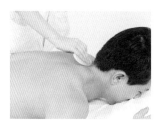

2 **角刮▶ 哑门**

用刮痧板的角部刮拭哑门穴30次，由上至下，力度适中，以出痧为度。

3 **角刮▶ 内关**

用角刮法刮拭内关穴30次，力度微重，速度适中，刮至局部出痧为度。

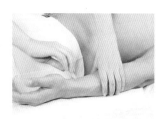

慢性咽炎 ▶拔罐润肺利咽

　　慢性咽炎是一种病程发展缓慢的慢性炎症。患者自感鼻内干燥不适，有黏稠样分泌物不易咳出。无论是阴虚火炎还是痰阻血瘀引起的慢性咽炎，均可使用拔罐理疗法。

【依症状探疾病】

●**阴虚火炎型：**咽部不适，痛势隐隐，咽喉部有异物感，痰黏量少，伴有午后烦热，腰腿酸软等。

●**痰阻血瘀型：**咽部干涩，刺痛，咽肌膜深红，频频清嗓，恶心不适等。

穴位定位

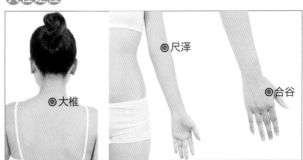

特效穴位理疗

1 火罐留罐 ▸ 大椎

将火罐扣在大椎穴上，留罐10分钟，以局部皮肤泛红、充血为度。

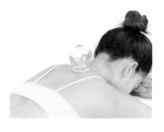

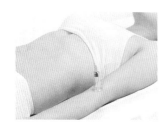

2 气罐留罐 ▸ 尺泽

将气罐吸附在尺泽穴上，留罐10分钟，以皮肤有抽紧感为度。

3 气罐留罐 ▸ 合谷

将气罐吸附在合谷穴上，留罐10分钟，以局部皮肤潮红为度。

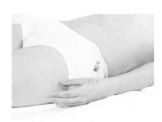

支气管炎 ▶按摩清热化痰

　　支气管炎是指气管、支气管黏膜及其周围组织的慢性非特异性炎症，以长期咳嗽、咳痰、喘息为特征。无论是风寒还是风热引起的支气管炎，均可使用按摩理疗法。

【依症状探疾病】

●风寒袭肺型：痰清白或黏，胸满腹胀，咳嗽声重，肢体酸楚等。

●风热犯肺型：痰黄或绿，黏稠脓性或带血，胸满气短，大便干，小便黄等。

穴位定位

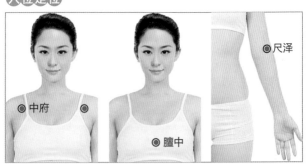

◎尺泽

◎中府

◎膻中

特效穴位理疗

1 按揉▸ 中府

用拇指指腹按揉中府
穴0.5～1分钟，以局
部有酸胀感为佳。

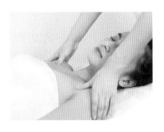

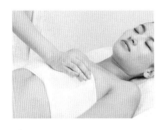

2 按揉▸ 膻中

将手掌放在膻中穴
上，用掌根适当用力
按揉1分钟，以局部
皮肤发热为度。

3 揉按▸ 尺泽

将拇指放在尺泽穴
上，用指腹适当用力
揉按1分钟，以有酸
胀感为宜。

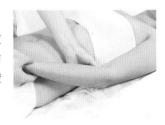

肺炎 ▸刮痧清热宣肺

肺炎是指终末呼吸道、肺泡和肺间质等组织病变所发生的炎症。主要临床表现为寒战、高热、咳嗽、咳痰等。肺炎初期进行刮痧可清热宣肺、宁神镇咳。

—— 特效穴位理疗 ——

1 面刮 ▸ 大椎

用面刮法刮拭大椎穴1~3分钟，力度适中，以出痧为度。

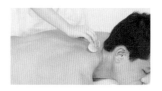

2 角刮 ▸ 身柱

用角刮法刮拭身柱穴1~3分钟，力度适中，以出痧为度。

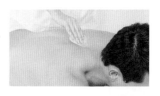

3 面刮 ▸ 肺俞

用面刮法刮拭肺俞穴1~3分钟，力度适中，以出痧为度。

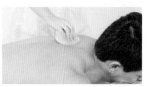

胸闷 ▶按摩宽胸理气

　　胸闷可轻可重，是一种自觉胸部闷胀及呼吸不畅的感觉。轻者可能是心脏、肺的功能失调引起的。严重者为心肺二脏疾患引起。胸闷初期进行按摩可宽胸理气。

特效穴位理疗

1 按揉▶ 膻中
双掌重叠按揉膻中穴下，顺时针、逆时针各旋转按揉50次。

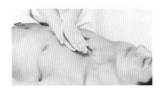

2 揉按▶ 大包
用示指指端揉按大包穴1分钟，同时深吸气，以发红为度。

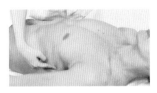

3 提擦▶ 期门
用手掌用力往上提擦期门穴1分钟，同时深吸气。

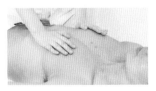

哮喘 ▶按摩宣肺理气

　　哮喘是一种常见的气道慢性炎症性疾病，常常表现为喘息、气促、胸闷等症状突然发生。无论是风寒还是痰热引起的哮喘，均可使用按摩理疗法。

【依症状探疾病】

●**风寒外袭型：**喉中哮鸣如水鸡声，胸闷，喘息，痰多色白，痰质稀薄或多泡沫等。

●**痰热阻肺型：**喉中痰鸣如吼，呼吸气粗，痰色黄或白，痰质黏稠，口渴，便秘等。

穴位定位

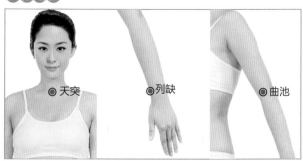

◎天突　　◎列缺　　◎曲池

特效穴位理疗

1 **按揉▶ 天突**

将示指、中指并拢，用指尖按揉天突穴50次，力度轻柔，速度适中。

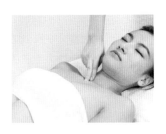

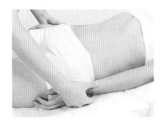

2 **揉按▶ 列缺**

将拇指指腹放于列缺穴上，揉按3~5分钟，以局部有酸痛感为宜。

3 **揉按▶ 曲池**

将拇指指腹放于曲池穴上，揉按3~5分钟，以局部有酸痛感为宜。

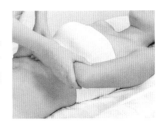

打嗝 ▶按摩宽胸利膈

　　打嗝，中医称为呃逆，指气从胃中上逆，于喉间频频作声，声音急而短促。无论是胃火上逆还是胃寒积滞引起的打嗝，均可使用按摩理疗法。

【依症状探疾病】

●**胃火上逆型：**打嗝声洪亮有力，冲逆而出，口臭烦渴，多喜冷饮，脘腹满闷，大便秘结，小便短赤等。

●**胃寒积滞型：**打嗝声沉缓有力，膈间及胃脘不适，得热则减，遇寒则甚，食欲减少，口不渴等。

穴位定位

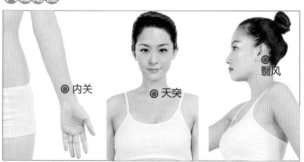

◎内关　　◎天突　　◎翳风

—— 特效穴位理疗 ——

1 按压▶ 内关

用拇指指腹按压内关穴5～10分钟，以局部有酸胀感为度。

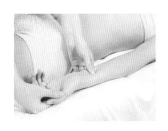

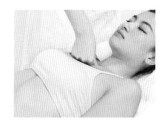

2 按揉▶ 天突

将拇指置于天突穴处，然后由轻渐重、再由重到轻地揉按1分钟，以发红为度。

3 按压▶ 翳风

用示指指腹按压翳风穴30秒后放开，同时，患者应屏住呼吸，然后深呼吸。

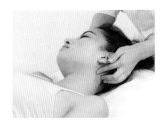

呕吐 ▸刮痧降逆止呕

呕吐是临床常见病症，既可单独为患，亦可见于多种疾病，是机体的一种防御反射动作。无论是痰饮内阻还是肝气犯胃引起的呕吐，均可使用刮痧理疗法。

【依症状探疾病】

●**痰饮内阻型**：呕吐多为清水痰涎，胃脘满闷，饮食欠佳，头晕，心悸等。

●**肝气犯胃型**：呕吐吞酸，嗳气频繁，胸胁闷痛，口苦，心烦易怒等。

穴位定位

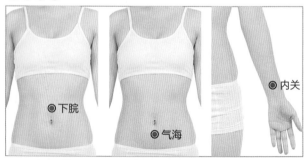

特效穴位理疗

1 **角刮▸ 下脘**

用刮痧板的角部自上而下地刮拭下脘穴30次，力度适中，速度适中，以出痧为度。

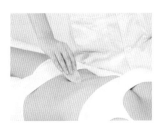

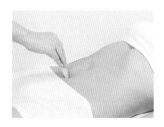

2 **角刮▸ 气海**

用刮痧板的角部自上而下地刮拭气海穴30次，力度适中，速度适中，以出痧为度。

3 **面刮▸ 太冲**

用面刮法重刮内关穴30次，自上而下刮拭，力度微重，速度适中，以出痧为度。

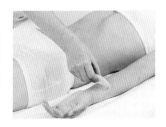

胃痛 ▶刮痧理气止痛

　　胃痛是指上腹胃脘近心窝处的疼痛。引起胃痛的疾病有很多，常见的有急、慢性胃炎，胃下垂等。无论是寒邪客胃还是饮食停滞引起的胃痛，均可使用刮痧理疗法。

【依症状探疾病】

●**寒邪客胃型：** 胃脘疼痛剧烈，畏寒喜暖，局部热敷痛减，遇寒加重，口不渴或喜热饮等。

●**饮食停滞型：** 胃脘胀闷，甚则疼痛，打嗝反酸，呕吐不消化食物，吐后痛减，大便不爽等。

穴位定位

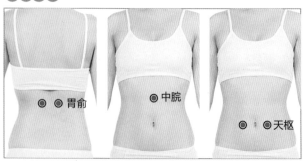
◎ ◎ 胃俞　　◎ 中脘　　◎ ⋮ ◎ 天枢

特效穴位理疗

1 面刮▸ **胃俞**

以刮痧板的厚边棱角边侧为着力点刮拭胃俞穴30次，以局部出痧为度。

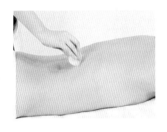

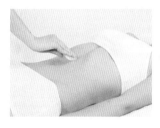

2 角刮▸ **中脘**

用角刮法由上向下刮拭中脘穴30次，可不出痧。

3 角刮▸ **天枢**

用角刮法刮拭天枢穴30次，力度适中，可不出痧。

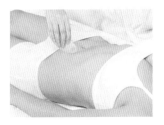

慢性胃炎 ▸拔罐健脾养胃

慢性胃炎主要症状特征有上腹部疼痛、恶心、呕吐及食欲不振等。无论是胃阴不足还是肝胃气滞引起的慢性胃炎，均可使用拔罐理疗法。

【依症状探疾病】

● **胃阴不足型**：脘痛隐作，灼热不适，嘈杂似饥，食少口干，大便干燥等。

● **肝胃气滞型**：胃脘疼痛，连及胁肋，胀闷不适，食后尤甚，嗳气嘈杂，呕恶泛酸等。

穴位定位

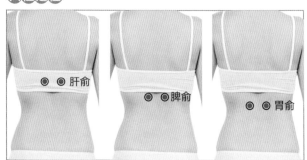

特效穴位理疗

1 火罐留罐▶肝俞

将火罐扣在肝俞穴上，留罐15分钟，以局部皮肤泛红、充血为度。

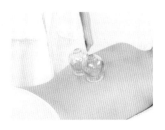

2 火罐留罐▶脾俞

将火罐迅速扣在脾俞穴上，留罐10～15分钟，以充血为度。

3 火罐留罐▶胃俞

将火罐扣在胃俞穴上，留罐10分钟，以局部皮肤泛红、充血为度。

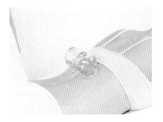

慢性胆囊炎 ▶刮痧疏肝利胆

慢性胆囊炎主要表现为上腹部疼痛，右胁不适，或持续钝痛。无论是肝气郁结还是瘀血停滞引起的慢性胆囊炎，均可使用刮痧理疗法。

【依症状探疾病】

●肝气郁结型：胁肋胀痛，痛无定处，并常因情绪波动而增减，胸闷不畅，时常叹息，食少口苦等。

●瘀血停滞型：胁肋刺痛，痛处不移，痛甚拒按，夜间尤甚，胁下可见肿块等。

穴位定位

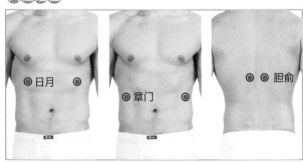

◎日月

◎章门

◎◎胆俞

—————— **特效穴位理疗** ——————

1 角刮▸ 日月

用角刮法刮拭日月穴30次，力度适中，以出痧为度。

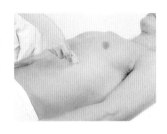

2 面刮▸ 章门

用面刮法刮拭章门穴1～3分钟，力度适中，以潮红为度。

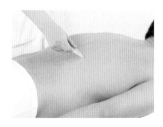

3 面刮▸ 胆俞

用面刮法刮拭胆俞穴30次，力度略重，以出痧为度。

腹胀 ▶刮痧健脾助运

腹胀是一种常见的消化系统症状，引起腹胀的原因主要见于胃肠道胀气。无论是腑气不通还是脾虚湿困引起的腹胀，均可使用刮痧理疗法。

【依症状探疾病】

● **腑气不通型：** 腹部胀满疼痛，不能按压，按压则胀痛加重，便秘，口臭等。

● **脾虚湿困型：** 脘腹痞闷胀痛，泛恶欲吐，便溏，头身困重，肢体浮肿，小便短少或短黄，妇女黄白带下等。

穴位定位

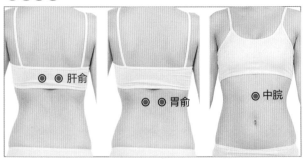

肝俞　　胃俞　　中脘

特效穴位理疗

1 面刮▸ 肝俞

用面刮法刮拭肝俞穴30次，力度适中，以出痧为度。

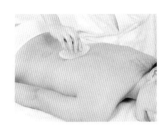

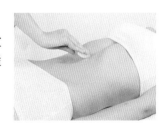

2 角刮▸ 胃俞

用角刮法刮拭胃俞穴30次，力度适中，以出痧为度。

3 角刮▸ 中脘

用角刮法刮拭中脘穴3～5分钟，力度适中，以出痧为度。

腹泻 ▶艾灸涩肠止泻

腹泻主要表现为排便次数明显超过日常习惯的排便次数，粪质稀薄，水分增多。无论是肝脾不调还是肾阳虚衰引起的腹泻，均可使用艾灸理疗法。

【依症状探疾病】

●**肝脾不调型**：胸胁、少腹胀痛，情志抑郁或易怒，遇怒则加重，便溏，泻必腹痛，泻后痛减，食欲不振等。

●**肾阳虚衰型**：天亮时，肠鸣脐痛，泻后痛减，大便稀薄，混杂不消食物，形寒肢冷，四肢不温等。

穴位定位

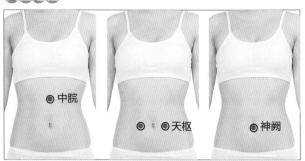

◎中脘　　　◎天枢　　　◎神阙

特效穴位理疗

1 **温和灸 ▶ 中脘**
点燃艾灸盒灸治中脘穴10~15分钟，以患者感觉舒适、皮肤潮红为度。

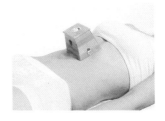

2 **温和灸 ▶ 天枢**
点燃艾灸盒灸治天枢穴10~15分钟，以皮肤温热、潮红为度。

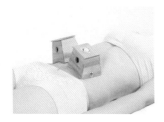

3 **温和灸 ▶ 神阙**
点燃艾灸盒灸治神阙穴10~15分钟，以患者感觉舒适、皮肤潮红为度。

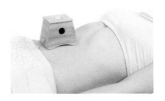

便秘 ▶刮痧润肠通便

便秘是临床上常见的症状，主要是指排便次数减少、粪便量减少、粪便干结、排便费力等。无论是胃肠燥热还是气机郁滞引起的便秘，均可使用刮痧理疗法。

【依症状探疾病】

●胃肠燥热型：大便干结，小便短赤，面红身热或微热，心烦口渴等。

●气机郁滞型：大便秘结，虽有便意，排出困难，腹部及两胁胀满，口淡，饮食欠佳等。

穴位定位

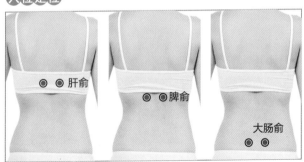

肝俞　脾俞　大肠俞

—— 特效穴位理疗 ——

1　面刮▸ 肝俞

用面刮法刮拭肝俞穴30次，力度适中，以出痧为度。

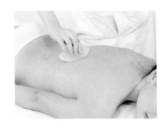

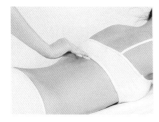

2　面刮▸ 脾俞

用面刮法刮拭脾俞穴30次，力度适中，以出痧为度。

3　面刮▸ 大肠俞

用面刮法刮拭大肠俞穴30次，力度适中，以出痧为度。

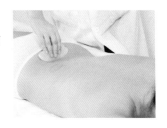

痢疾 ▶拔罐通肠导滞

痢疾为急性肠道传染病之一，临床表现为腹痛、腹泻、里急后重、排脓血便，一般起病急。无论是湿热痢还是寒湿痢，均可使用拔罐理疗法。

【依症状探疾病】

● **湿热痢**：腹部疼痛，腹泻，里急后重，下痢赤白、黏冻或脓血，肛门灼热，小便短赤，恶寒，壮热，烦渴等。

● **寒湿痢**：下痢赤白黏冻，白多赤少，伴有腹痛拘急，里急后重，口淡乏味，脘闷不渴，头重身困等。

穴位定位

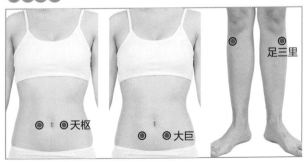

足三里

天枢

大巨

—— 特效穴位理疗 ——

1 气罐留罐 ▶ 天枢

将气罐吸附在天枢穴上，留罐10～15分钟，以局部皮肤有抽紧感为度。

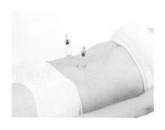

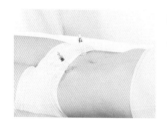

2 气罐留罐 ▶ 大巨

将气罐吸附在大巨穴上，留罐10～15分钟，以局部皮肤潮红为度。

3 气罐留罐 ▶ 足三里

将气罐吸附在足三里穴上，留罐15分钟，以局部皮肤潮红、充血为度。

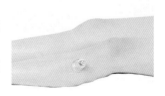

痔疮 ▶拔罐消肿止痛

痔疮分为3种类型：位于齿线以上的为内痔，在肛门齿线以外的为外痔，二者混合存在的称为混合痔。无论是湿热下注还是风伤肠络引起的痔疮，均可使用拔罐理疗法。

【依症状探疾病】

●湿热下注型：肛门部出现小肉状突出物，伴有疼痛、肿胀，大便不爽，小便赤黄等。

●风伤肠络型：肛门胀痛，大便带血，滴血或喷射而出，血色鲜红，或伴口干，大便秘结等。

穴位定位

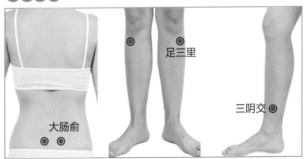

足三里

三阴交

大肠俞

特效穴位理疗

1 **火罐留罐 ▶ 大肠俞**

将火罐扣在大肠俞穴上，留罐15分钟，以局部皮肤潮红为度。

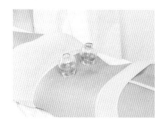

2 **气罐留罐 ▶ 足三里**

将气罐吸附在足三里穴上，留罐15分钟，以局部皮肤有抽紧感为度。

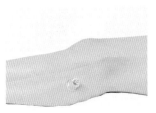

3 **气罐留罐 ▶ 三阴交**

将气罐吸附在三阴交穴上，留罐15分钟，以局部皮肤泛红、充血为度。

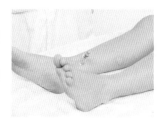

睑腺炎 ▶ 刮痧清热消肿

　　睑腺炎有内外之分，外睑腺炎是睫毛毛囊部的皮脂腺的急性化脓性炎症，内睑腺炎是毛囊附近的睑板腺的急性化脓性炎症。睑腺炎初期进行刮痧可清热消肿。

特效穴位理疗

1 角刮 ▶ 风池

用角刮法刮拭风池穴50次，以皮下出现紫色痧斑为度。

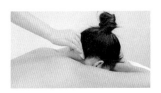

2 角刮 ▶ 曲池

用角刮法刮拭曲池穴50次，力度适中，以出痧为度。

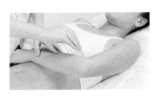

3 角刮 ▶ 合谷

用角刮法刮拭合谷穴30次，力度适中，以皮肤潮红为度。

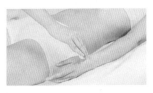

鼻炎 ▶艾灸通关开窍

鼻炎分为急性鼻炎、变应性鼻炎。急性鼻炎多为急性呼吸道感染的并发症；变应性鼻炎是以鼻黏膜水肿、黏液腺增生的一种异常反应。鼻炎初期进行艾灸可通关开窍。

特效穴位理疗

1 **回旋灸 ▶ 上星**
用艾条回旋灸法灸治上星穴10~15分钟，以皮肤温热为度。

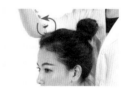

2 **悬灸 ▶ 迎香**
用艾条悬灸法灸治迎香穴10~15分钟，以皮肤温热为度。

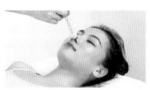

3 **回旋灸 ▶ 风池**
用艾条回旋灸法灸治风池穴10~15分钟，以皮肤潮红为度。

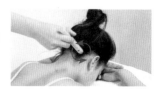

牙痛 ▶刮痧泄热止痛

　　牙痛又称齿痛，是一种常见的口腔疾病。主要是由牙齿本身、牙周组织及颌骨的疾病等所引起。无论是胃火上逆还是风火上扰引起的牙痛，均可使用刮痧理疗法。

【依症状探疾病】

●**胃火上逆型：**牙龈红肿而痛，口臭，口唇红，喜冷食，小便短赤，大便干结等。

●**风火上扰型：**牙齿痛，牙龈红肿疼痛，遇冷则痛减，遇风、热则痛甚，或有发热、口渴等。

穴位定位

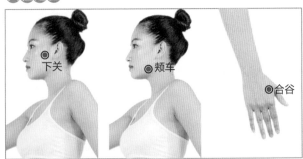

━━━ 特效穴位理疗 ━━━

1 **角刮▶ 下关**

用角刮法刮拭下关穴3分钟，力度轻柔，以局部发热为度。

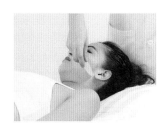

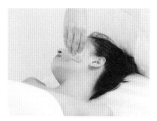

2 **角刮▶ 颊车**

用角刮法刮拭颊车穴3分钟，力度轻柔，以局部发热为度。

3 **角刮▶ 合谷**

用角刮法刮拭合谷穴50次，以皮下紫色痧斑、痧痕形成为度。

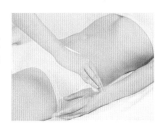

咽喉肿痛 ▶拔罐消肿止痛

咽喉肿痛是口咽和喉咽部病变的主要症状。临床上以咽喉肿痛、吞咽不适为主症，无论是外感风热还是肺胃实热引起的咽喉肿痛，均可使用拔罐理疗法。

【依症状探疾病】

●**外感风热型：**咽喉红肿疼痛，吞咽困难，伴有寒热头痛，咳嗽等。

●**肺胃实热型：**咽喉肿痛，咽干，口渴，口臭，齿龈疼痛，大便干结，小便短赤等。

穴位定位

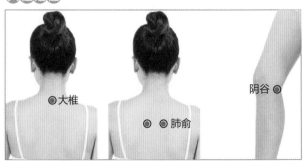

◎大椎

◎ ◎肺俞

阴谷◎

特效穴位理疗

1 火罐留罐 ▶ 大椎

将火罐扣在大椎穴上，留罐10分钟，以局部皮肤泛红、充血为度。

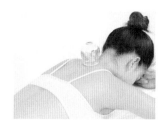

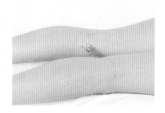

2 火罐留罐 ▶ 肺俞

将火罐扣在肺俞穴上，留罐10分钟，以局部皮肤潮红为度。

3 气罐留罐 ▶ 阴谷

将气罐吸附在阴谷穴上，留罐10分钟，以局部皮肤泛红、充血为度。

急性扁桃体炎 ▶刮痧清热消肿

扁桃体的免疫能力只能达到一定的效果,当吸入的病原微生物数量较多时,就会引起扁桃体炎。无论是风热还是肺胃热盛引起的急性扁桃体炎,均可使用刮痧理疗法。

【依症状探疾病】

●**风热袭表型:**咽喉干燥、灼热、疼痛,扁桃体红肿,伴发热、头痛、头晕、咳嗽等。

●**肺胃热盛型:**扁桃体红肿,咽痛剧烈,连及耳根,吞咽困难,腹胀,口臭,便秘等。

穴位定位

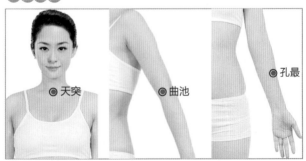

天突　　　曲池　　　孔最

特效穴位理疗

1 角刮▸ 天突

用角刮法刮拭天突穴
1～2分钟，力度适
中，以皮肤潮红、出
痧为度。

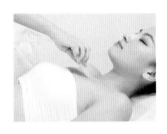

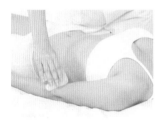

2 面刮▸ 曲池

用面刮法刮拭曲池穴
50次，力度适中，以
出痧为度。

3 面刮▸ 孔最

用面刮法刮拭孔最穴
50次，力度适中，以
出痧为度。

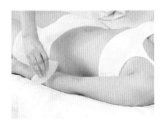

颈椎病 ▶艾灸活血通络

　　颈椎病多因颈椎骨、椎间盘及其周围纤维结构损坏，致使颈椎间隙变窄，关节囊松弛，内平衡失调所致。颈椎病初期进行艾灸可活血通络。

—— 特效穴位理疗 ——

1 回旋灸▶风池
用艾条回旋灸法灸治风池穴10~15分钟，以皮肤潮红为度。

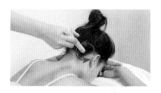

2 悬灸▶ 大椎
用艾条悬灸法灸治大椎穴15分钟，以局部皮肤透热为度。

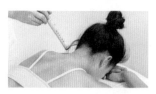

3 温和灸▶大杼
点燃艾灸盒灸治大杼穴10~15分钟，以皮肤潮红为度。

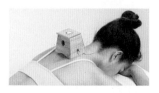

小腿抽筋 ▸ 艾灸散寒止痛

　　抽筋是肌肉自发性的强直性收缩现象。小腿抽筋最为常见，是由于腓肠肌痉挛所引起，发作时会有酸胀或剧烈的疼痛。小腿抽筋初期进行艾灸可散寒止痛。

—— 特效穴位理疗 ——

1 **温和灸 ▸ 承山**
用艾条温和灸法灸治承山穴10～15分钟，以皮肤温热为度。

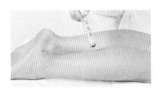

2 **温和灸 ▸ 委中**
点燃艾灸盒灸治委中穴10～15分钟，以有循经感传为佳。

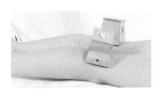

3 **温和灸 ▸ 阳陵泉**
用艾条温和灸法灸治阳陵泉穴15分钟，以有循经感传为佳。

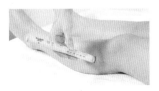

前列腺炎 ▶刮痧利尿通淋

前列腺炎是中青年男性生殖系统感染而导致的炎症改变。主要表现为尿急、尿频、排尿疼痛等。无论是气滞血瘀还是湿热下注引起的前列腺炎，均可使用刮痧理疗法。

【依症状探疾病】

●**气滞血瘀型**：面部有黑斑，尿末滴色白，尿量少，少腹、会阴部、腰骶、尿道等处有刺痛或胀痛等。

●**湿热下注型**：小便淋涩赤痛，少腹拘急，会阴部胀痛，尿道口时有白浊液溢出等。

穴位定位

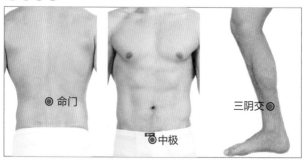

◎ 命门　　　三阴交 ◎

◎ 中极

—— 特效穴位理疗 ——

1 角刮▶ **命门**

用角刮法刮拭命门穴30次，力度适中，以皮肤潮红为度。

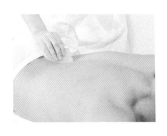

2 角刮▶ **中极**

用角刮法刮拭中极穴30次，力度适中，以皮肤潮红为度。

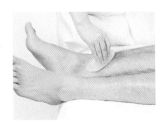

3 面刮▶ **三阴交**

用面刮法刮拭三阴交穴30次，力度稍重，以出痧为度。

膀胱炎 ▶拔罐清利湿热

　　膀胱炎是泌尿系统最常见的疾病，初起仅有膀胱刺激征，即尿频、尿急、尿痛等。无论是膀胱湿热还是阴虚湿热引起的膀胱炎，均可使用拔罐理疗法。

【依症状探疾病】

●**膀胱湿热型：**小便频急不爽，尿道灼热刺痛，尿黄浑浊，腰痛，恶寒发热，大便干结等。

●**阴虚湿热型：**尿频不畅，解时刺痛，腰酸乏力，午后低热，手足烦热，口干口苦等。

穴位定位

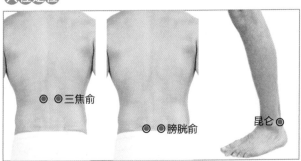

◎ ◎三焦俞

◎ ◎膀胱俞

昆仑 ◎

特效穴位理疗

1 **火罐留罐▶三焦俞**
将火罐扣在三焦俞穴上，留罐15分钟，以局部皮肤泛红、充血为度。

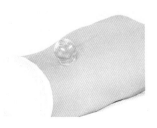

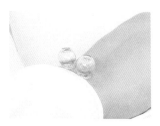

2 **火罐留罐▶膀胱俞**
将火罐扣在膀胱俞穴上，留罐15分钟，以局部皮肤泛红、充血为度。

3 **气罐留罐▶昆仑**
将气罐吸附在昆仑穴上，留罐15分钟，以局部有抽紧感为度。

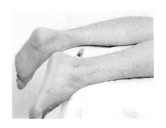

尿潴留 ▸刮痧清热通淋

尿潴留分为急性和慢性，前者为急性发生的膀胱胀满而无法排尿现象，后者是由于持久的梗阻引起排尿困难。无论是湿热还是瘀血引起的尿潴留，均可使用刮痧理疗法。

【依症状探疾病】

● 湿热内蕴型：小便难出，兼见小腹胀满，口渴，不欲饮水等。

● 瘀血阻滞型：排尿不畅，甚至点滴而出，尿时疼痛，兼见小腹满痛，舌紫暗或有瘀点等。

穴位定位

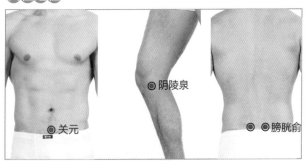

◎ 阴陵泉

◎ 关元

◎ ◎ 膀胱俞

特效穴位理疗

1 **角刮▸ 关元**

用角刮法刮拭关元穴30次，力度逐渐加重，以局部皮肤潮红为度。

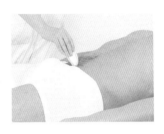

2 **面刮▸ 阴陵泉**

用面刮法刮拭阴陵泉穴50次，刮至不再出现新痧为止。

3 **角刮▸ 膀胱俞**

用角刮法刮拭膀胱俞穴30次，力度适中，以出痧为度。

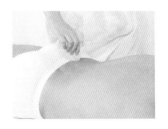

早泄 ▶艾灸益肾填精

早泄是指性交时间极短，或阴茎插入阴道就射精，随后阴茎即疲软，不能正常进行性交的一种病症。无论是肾虚不固还是心脾亏虚引起的早泄，均可使用艾灸理疗法。

【依症状探疾病】

●**肾虚不固型**：早泄，性欲减退，遗精或阳痿，腰膝酸软，夜尿多，小便清长等。

●**心脾亏虚型**：早泄，倦怠乏力，形体消瘦，面色少华，心悸，食少便溏等。

穴位定位

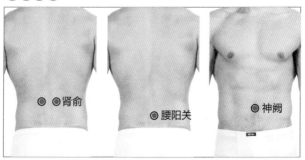

◎ ◎肾俞　　　◎腰阳关　　　◎神阙

—— 特效穴位理疗 ——

1 温和灸 ▸ 肾俞

点燃艾灸盒灸治肾俞穴10～15分钟，以出现循经感传、气至病所为佳。

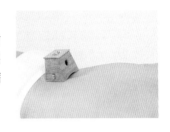

2 温和灸 ▸ 腰阳关

点燃艾灸盒灸治腰阳关穴10～15分钟，以出现循经感传、气至病所为佳。

3 温和灸 ▸ 神阙

点燃艾灸盒灸治神阙穴10～15分钟，以出现循经感传、气至病所为佳。

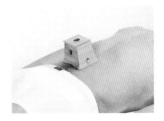

阳痿 ▶按摩壮阳益肾

阳痿是指在性交时，阴茎勃起硬度不足以插入阴道，或勃起时间不足以完成满意的性生活的病症。无论是心脾两虚还是湿热下注引起的阳痿，均可使用按摩理疗法。

【依症状探疾病】

● **心脾两虚型**：阴茎勃起困难，时有遗精，头晕耳鸣，心悸气短，面色苍白，口唇及指甲淡白等。

● **湿热下注型**：阴茎痿软，阴囊潮湿，睾丸胀痛，或有血精，茎中痒痛，尿黄混浊，尿后余沥等。

穴位定位

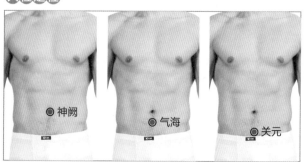

◎ 神阙　　◎ 气海　　◎ 关元

特效穴位理疗

1 **揉按▸ 神阙**

用手掌根部揉按神阙穴5分钟，以脐下有温热感为度，手法宜柔和深沉。

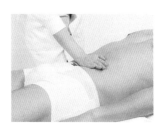

2 **按揉▸ 气海**

用手掌鱼际按揉气海穴2分钟，以局部皮肤发热为度。

3 **按揉▸ 关元**

用手掌按揉关元穴2分钟，以局部皮肤潮红为度。

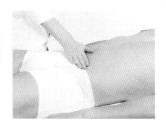

遗精 ▶刮痧益肾固精

一般成人男性1周遗精不超过1次属正常现象，如果1周数次或1日数次则属于病理病症。无论是心肾不交还是湿热下注引起的遗精，均可使用刮痧理疗法。

【依症状探疾病】

●**心肾不交型**：梦中遗精，心中烦热，夜寐不宁，头晕目眩，体疲乏力，心悸怔忡，小便短赤等。

●**湿热下注型**：遗精频作，小便热赤浑浊，或溺涩不爽，口苦口干，心烦少寐，大便溏而后重等。

穴位定位

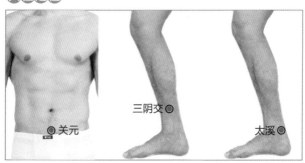

三阴交 ◎

◎关元

太溪 ◎

特效穴位理疗

1 角刮▸ 关元

用角刮法刮拭关元穴30次，力度适中，以出痧为度。

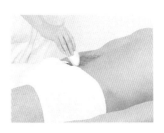

2 面刮▸ 三阴交

用面刮法刮拭三阴交穴30次，力度适中，以出痧为度。

3 角刮▸ 太溪

用角刮法刮拭太溪穴30次，力度适中，以出痧为度。

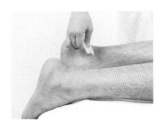

阴囊潮湿 ▶ 刮痧清热利湿

阴囊潮湿是指由于脾肾虚弱、药物过敏、缺乏维生素、真菌滋生等原因引起的男性阴囊糜烂、潮湿、瘙痒等症状。阴囊潮湿初期进行刮痧可清热利湿。

特效穴位理疗

---

1 面刮 ▶ 脾俞

用面刮法刮拭脾俞穴30次，手法宜轻，以出痧为度。

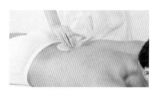

2 角刮 ▶ 阴陵泉

用角刮法刮拭阴陵泉穴30次，力度适中，以出痧为度。

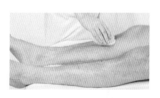

3 面刮 ▶ 三阴交

用面刮法刮拭三阴交穴30次，力度适中，至不再出现新痧。

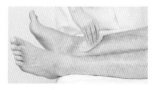

不育症 ▶拔罐补肾壮阳

　　不育症是指育龄夫妻同居2年以上、性生活正常又未采用任何避孕措施，由于男方原因使女方不能受孕的病症。不育症初期进行拔罐可补肾壮阳。

━━━ 特效穴位理疗 ━━━

1 **火罐留罐 ▶ 肾俞**
将火罐扣在肾俞穴上，留罐15分钟，以局部皮肤泛红为度。

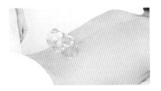

2 **火罐留罐 ▶ 气海**
将火罐扣在气海穴上，留罐15分钟，以局部皮肤充血为度。

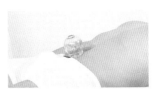

3 **气罐留罐 ▶ 足三里**
将气罐吸附在足三里穴上，留罐15分钟，以皮肤潮红为度。

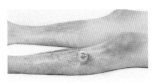

月经不调 ▸刮痧调经统血

　　月经不调是指月经周期、经色、经量、经质发生了改变。中医认为本病常与感受寒邪、饮食伤脾等有关。无论是实热还是寒凝引起的月经不调，均可使用刮痧理疗法。

【依症状探疾病】

● **实热型：** 月经量多，色深红或紫，质黏稠，伴面红，口渴欲饮，心胸烦热，小便短黄，大便干燥等。
● **寒凝型：** 月经量少，色黯有血块，小腹冷痛，得热则减，畏寒肢冷等。

穴位定位

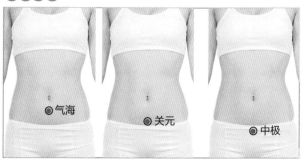

◉ 气海　　　◉ 关元　　　◉ 中极

特效穴位理疗

1 **角刮 ▶ 气海**

用角刮法从上往下刮拭气海穴30次，力度适中，刮至不再出现新痧为止。

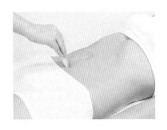

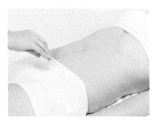

2 **面刮 ▶ 关元**

用面刮法从上往下刮拭关元穴30次，力度轻柔，以出痧为度。

3 **角刮 ▶ 中极**

用角刮法从上往下刮拭中极穴30次，力度适中，以出痧为度。

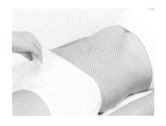

痛经 ▶艾灸温经止痛

痛经是指妇女在月经前后或经期，出现下腹或腰骶剧烈疼痛，严重时伴有恶心、呕吐、腹泻。无论是气滞血瘀还是寒凝血瘀引起的痛经，均可使用艾灸理疗法。

【依症状探疾病】

●**气滞血瘀型**：经前或经期小腹胀痛拒按，经血色紫，可见血块，胸胁、乳房胀痛等。

●**寒凝血瘀型**：经前或经期小腹冷痛拒按，得热痛减，月经量少，色黯，可见血块等。

穴位定位

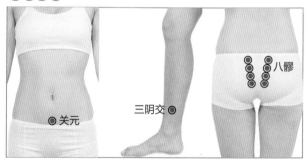

—— 特效穴位理疗 ——

1 **温和灸 ▸ 关元**
点燃艾灸盒灸治关元穴10分钟，以有热感循经传导为佳。

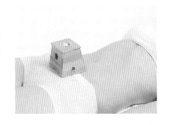

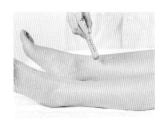

2 **悬灸 ▸ 三阴交**
用艾条悬灸法灸治三阴交穴10分钟，以出现循经感传、气至病所为佳。

3 **温和灸 ▸ 八髎**
点燃艾灸盒灸治八髎穴10分钟，以皮肤潮红为度。

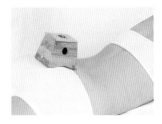

闭经 ▶按摩行气活血

凡过18岁仍未行经为原发性闭经；月经初潮后，正常绝经前，月经闭止超过6个月以上为继发性闭经。无论是气血虚弱还是肾气亏虚引起的闭经，均可使用按摩理疗法。

【依症状探疾病】

● **气血虚弱型：** 月经周期长期延迟，量少色淡，或有闭经趋势等。

● **肾气亏虚型：** 年逾16周岁尚未行经，或第二性征发育不良，伴腰膝酸软、耳鸣等。

穴位定位

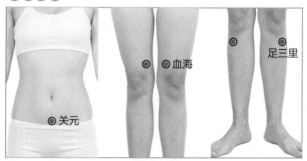

血海

足三里

关元

——— 特效穴位理疗 ———

1 按压▸ **关元**
用示指、中指、无名指指腹在关元穴上向下按压，一按一松为1次，操作60次。

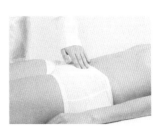

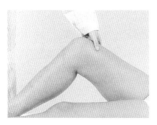

2 按揉▸ **血海**
用拇指指腹按揉血海穴5分钟，以皮肤潮红、透热为度。

3 揉按▸ **足三里**
用拇指指腹揉按足三里穴5分钟，先左后右，以局部皮肤透热为度。

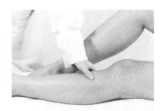

带下病 ▶按摩燥湿止带

带下病指阴道分泌的白色分泌物有臭味及异味，色泽异常，常与生殖系统局部炎症有关。无论是湿热下注还是脾气虚弱引起的带下病，均可使用按摩理疗法。

【依症状探疾病】

●**湿热下注型：**带下量多，色黄或黄白，质黏腻，有臭气，胸闷，口腻，或小腹作痛，或带下色白质黏等。

●**脾气虚弱型：**带下色白或淡黄，绵绵不断，面色苍白，四肢欠温，精神疲倦，纳少便溏，两足浮肿等。

穴位定位

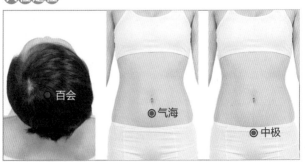

百会　气海　中极

特效穴位理疗

1 按揉▸ 百会

用示指指腹以顺时针的方向匀速按揉百会穴30秒，力度由轻到重。

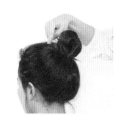

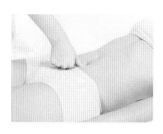

2 揉按▸ 气海

用拇指指腹先顺时针匀速揉按气海穴1分钟，再逆时针匀速揉按1分钟。

3 揉按▸ 中极

用拇指指腹先顺时针匀速揉按中极穴1分钟，再逆时针匀速揉按1分钟。

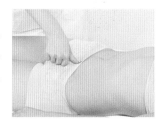

崩漏 ▶拔罐固摄调经

崩漏相当于西医的功能失调性子宫出血，其发病急骤，大量出血者为"崩"；出血量少，淋漓不绝者为"漏"。无论是血热还是脾不摄血引起的崩漏，均可使用拔罐理疗法。

【依症状探疾病】

●**血热妄行型**：经血或崩或漏，色紫红稠，烦热口渴，下腹胀痛，尿黄便秘等。

●**脾不摄血型**：经血紊乱，经量多或淋漓不尽，色淡清稀，神疲肢倦，气短懒言，乏力纳少等。

穴位定位

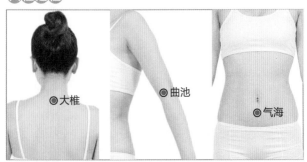

大椎　曲池　气海

—— 特效穴位理疗 ——

1 火罐留罐 ▶ 大椎

将火罐扣在大椎穴上，留罐10分钟，以局部皮肤泛红、充血为度。

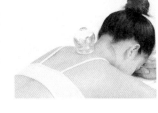

2 气罐留罐 ▶ 曲池

将气罐吸附在曲池穴上，留罐10分钟，以局部皮肤泛红、充血为度。

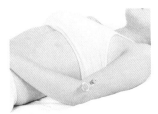

3 火罐留罐 ▶ 气海

将火罐扣在气海穴上，留罐10分钟，以局部皮肤潮红为度。

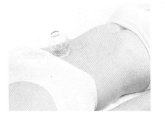

子宫脱垂 ▶艾灸升阳固脱

子宫脱垂又称子宫脱出，是指子宫从正常位置沿阴道向下移位的病症。无论是中气下陷还是肾气不固引起的子宫脱垂，均可使用艾灸理疗法。

【依症状探疾病】

● **中气下陷型**：子宫下脱，劳累加剧，下腹坠胀，肢软乏力，懒言少气，小便频数等。

● **肾气不固型**：生育过多或肾气虚损，子宫下脱，腰膝酸软，头晕耳鸣，小腹坠胀，小便频数等。

穴位定位

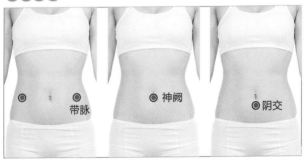

带脉　　　　　　　◉ 神阙　　　　　　　◉阴交

——— 特效穴位理疗 ———

1 温和灸 ▸ **带脉**
用艾条温和灸法灸治带脉穴10分钟，以皮肤温热为度。

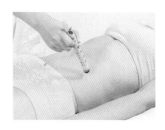

2 温和灸 ▸ **神阙**
点燃艾灸盒灸治神阙穴10 ~ 15分钟，以皮肤温热舒适而不灼烫为宜。

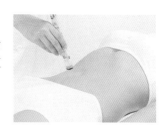

3 温和灸 ▸ **阴交**
用艾条温和灸法灸治阴交穴10分钟，以皮肤温热为度。

慢性盆腔炎 ▶拔罐清热利湿

　　慢性盆腔炎指的是女性内生殖器官、周围结缔组织及盆腔腹膜发生的慢性炎症。无论是湿热下注还是气滞血瘀引起的慢性盆腔炎，均可使用拔罐理疗法。

【依症状探疾病】

● **湿热下注型**：经行前后发热，下腹部疼痛拒按，带下色黄或臭，小便黄赤，大便不调等。

● **气滞血瘀型**：下腹部疼痛拒按，或有低热，腰骶酸痛，痛经，经前乳胀，月经失调，盆腔有包块等。

穴位定位

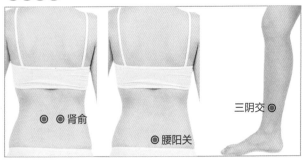

◎ ◎肾俞　　　◎腰阳关　　　三阴交 ◎

—— 特效穴位理疗 ——

1 火罐留罐 ▶ 肾俞

将火罐扣在肾俞穴上，留罐10分钟，以局部皮肤潮红为度。

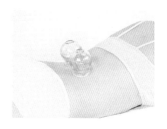

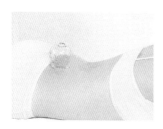

2 火罐留罐 ▶ 腰阳关

将火罐扣在腰阳关穴上，留罐10分钟，以局部皮肤泛红、充血为度。

3 气罐留罐 ▶ 三阴交

将气罐吸附在三阴交穴上，留罐10分钟，以局部皮肤潮红、充血为度。

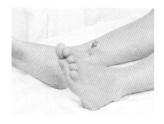

乳腺增生 ▶刮痧通乳散结

乳腺增生是女性最常见的乳房疾病，临床表现为乳房疼痛、乳房肿块及乳房溢液等。无论是气滞痰凝还是气滞血瘀引起的乳腺增生，均可使用刮痧理疗法。

【依症状探疾病】

●气滞痰凝型：乳房胀痛，伴质韧块，触痛，经前加重，胸胁胀满，嗳气频繁，常叹息等。

●气滞血瘀型：乳房刺痛，疼痛部位固定，肿块质韧，有触痛，肿块和疼痛经期前加重等。

穴位定位

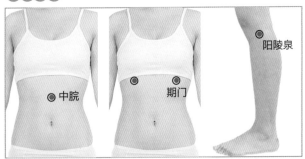

阳陵泉

中脘　　期门

——— 特效穴位理疗 ———

1 **角刮▶ 中脘**
用角刮法刮拭中脘穴30次，力度轻柔，以出痧为度。

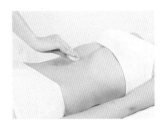

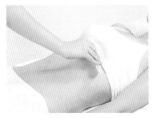

2 **角刮▶ 期门**
用角刮法刮拭期门穴30次，力度适中，以潮红、出痧为度。

3 **角刮▶ 阳陵泉**
用角刮法刮拭阳陵泉穴1~3分钟，以皮下紫色痧斑、痧痕形成为度。

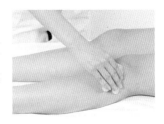

围绝经期综合征 ▶刮痧宁心安神

围绝经期综合征（更年期综合征）是指女性从生育期向老年期过渡期间，自主神经功能失调，出现以代谢障碍为主的一系列疾病。围绝经期综合征进行刮痧可宁心安神。

———— **特效穴位理疗** ————

1 角刮▶ 太阳

用角刮法刮拭太阳穴3~5分钟，力度由轻至重，可不出痧。

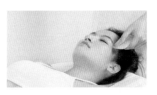

2 角刮▶ 命门

用角刮法刮拭命门穴30次，力度适中，以出痧为度。

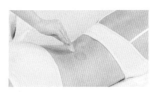

3 面刮▶ 肾俞

用面刮法刮拭肾俞穴1~3分钟，力度微重，以出痧为度。

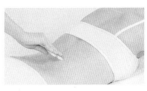

不孕症 ▶按摩调理生殖

不孕症是指夫妇同居而未避孕，经过较长时间不怀孕者。临床上分原发性不孕和继发性不孕两种，后者多由于流产、妇科疾病等引起。不孕症进行按摩可调理生殖功能。

── 特效穴位理疗 ──

1 按压▶ **神阙**

用手掌心在神阙穴上用力向下按压1分钟，由轻而重。

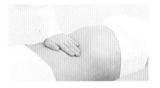

2 揉按▶ **关元**

用拇指指腹以顺时针的方向揉按关元穴1分钟，以发热为度。

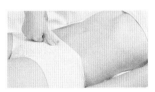

3 按压▶ **子宫**

用拇指指腹在子宫穴区域上用力向下压按2分钟。

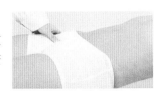

高血压 ▸刮痧清热宁神

　　至少2次在非同日静息状态下测得血压高于140/90mmHg即可诊断为高血压。无论是肝阳上亢、痰湿内阻引起的高血压，均可使用刮痧理疗法。

【依症状探疾病】

● 肝阳上亢型：眩晕，头痛，面红目赤，急躁易怒，口苦，失眠，项强，四肢麻木，情绪波动时诱发或加重等。

● 痰湿内阻型：头晕目眩，视物旋转，头重如蒙，恶心呕吐，食欲下降，倦怠乏力，脘腹胀满等。

穴位定位

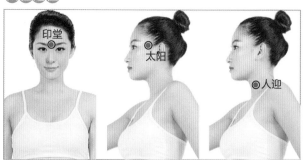

印堂　太阳　人迎

特效穴位理疗

1 角刮▸ **印堂**
用角刮法刮拭印堂穴1～3分钟，力度适中，可不出痧。

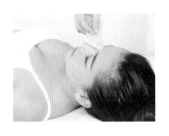

2 角刮▸ **太阳**
用角刮法刮拭太阳穴1～3分钟，力度适中，可不出痧。

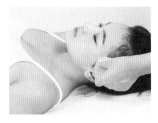

3 面刮▸ **人迎**
用面刮法刮拭人迎穴1～3分钟，力度微轻，以出痧为度。

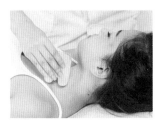

糖尿病 ▶按摩滋阴降糖

　　糖尿病是由于血中胰岛素相对不足，导致血糖过高，进而引起脂肪和蛋白质代谢紊乱的疾病。无论是燥热伤肺还是胃燥津伤引起的糖尿病，均可使用按摩理疗法。

【依症状探疾病】

● **燥热伤肺型：** 烦渴多饮，口干咽燥，多食易饥，身热，痰少而黏，小便量多，大便干结等。

● **胃燥津伤型：** 消谷善饥，大便秘结，口干欲饮，形体消瘦等。

穴位定位

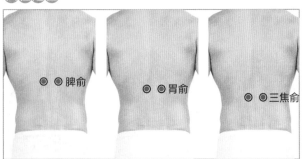

特效穴位理疗

1 点揉▸ 脾俞

将示指、中指指腹置于脾俞穴上，点揉3分钟，以局部有酸胀感为度。

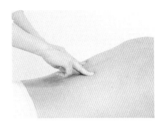

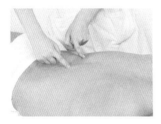

2 点按▸ 胃俞

用示指指腹点按胃俞穴2~3分钟，以局部有酸胀感为度。

3 压揉▸ 三焦俞

将拇指指腹置于三焦俞穴上，压揉3分钟，以局部有酸胀感为度。

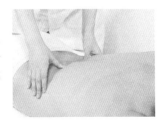

冠心病 ▶按摩养心安神

　　冠心病是由冠状动脉发生粥样硬化导致心肌缺血的疾病，是中老年人心血管疾病中最常见的一种。无论是心血瘀阻还是寒凝心脉引起的冠心病，均可使用按摩理疗法。

【依症状探疾病】

●**心血瘀阻型**：心胸疼痛，如刺如绞，痛处固定，入夜痛甚，甚则心痛彻背，或痛引肩背，伴有胸闷等。

●**寒凝心脉型**：突发心痛如绞，心痛彻背，喘不得卧，多因气候骤冷或骤感风寒而发病或加重，伴肢体寒冷等。

穴位定位

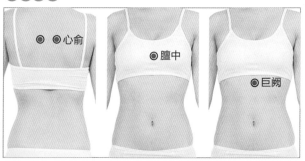

◎ ◎心俞　　◎膻中　　◎巨阙

特效穴位理疗

1 点揉▸ 心俞

将示指、中指、无名指并拢，用指腹点揉心俞穴3分钟，以局部有酸胀感为度。

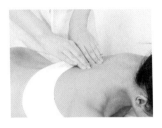

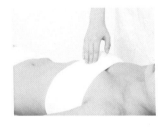

2 按揉▸ 膻中

将示指、中指、无名指并拢，用指腹按揉膻中穴1~2分钟，以局部有酸胀感为度。

3 点揉▸ 巨阙

用示指、中指指腹点揉巨阙穴3分钟，以局部有酸胀感为度。

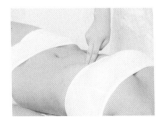

高脂血症 ▶刮痧降脂减重

无论是胆固醇含量增高，还是三酰甘油的含量增高，或是两者皆增高，统称为高脂血症。无论是痰浊郁阻还是肝气郁滞引起的高血脂，均可使用刮痧理疗法。

【依症状探疾病】

●痰浊郁阻型：形体肥胖，身重乏力，嗜食肥甘厚味，头晕头重，胸闷腹胀，食少恶心，咳嗽有痰等。

●肝气郁滞型：胸闷，胸痛，两胁胀痛，喜叹息，头晕，头痛，手颤肢麻等。

穴位定位

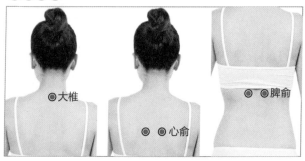

◎大椎

◎ ◎心俞

◎ ◎脾俞

—— 特效穴位理疗 ——

1 角刮▸ 大椎

用角刮法刮拭大椎穴50次，力度轻柔，可不出痧。

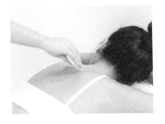

2 面刮▸ 心俞

用面刮法刮拭心俞穴50次，力度适中，以出痧为度。

3 面刮▸ 脾俞

用面刮法刮拭脾俞穴50次，力度适中，以出痧为度。

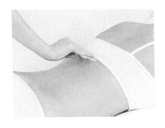

脑卒中后遗症 ▶按摩补益肝肾

脑卒中是以突然口眼㖞斜，言语含糊不利，肢体出现运动障碍，不省人事为特征的一类疾病。无论是痰瘀阻络还是气虚血瘀引起的脑卒中后遗症，均可使用按摩理疗法。

【依症状探疾病】

● **痰瘀阻络型：** 口舌㖞斜，言语不利，咳嗽痰多，不易咳出，半身不遂，肢体麻木等。

● **气虚血瘀型：** 一侧肢体瘫痪，肢软无力，麻木不仁，面色萎黄，心悸气短，饮食欠佳等。

穴位定位

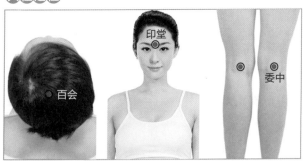

—— 特效穴位理疗 ——

1 按揉▸ 百会

用拇指指腹按揉百会穴1～2分钟，以局部皮肤发热为度。

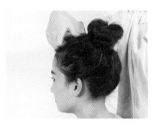

2 按揉▸ 印堂

用拇指指腹按揉印堂穴50次，力度适中，以局部皮肤潮红、发热为度。

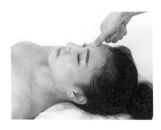

3 按揉▸ 委中

用拇指指腹由轻渐重按揉委中穴30次，以局部有酸胀感为度。

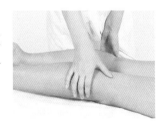

脂肪肝 ▶拔罐降脂利肝

脂肪肝是指由于各种原因引起的肝细胞内脂肪堆积过多的病变。脂肪肝正严重地威胁着人们的健康。脂肪肝初期进行拔罐可降脂利肝。

特效穴位理疗

1 火罐留罐 ▶ 肝俞

将火罐扣在肝俞穴上，留罐10～15分钟，以皮肤泛红为度。

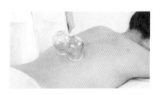

2 火罐留罐 ▶ 脾俞

将火罐扣在脾俞穴上，留罐10～15分钟，以皮肤充血为度。

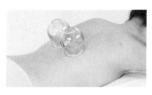

3 气罐留罐 ▶ 期门

将气罐吸附在期门穴上，留罐15分钟，以局部皮肤泛红为度。

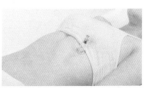

肩周炎 ▶刮痧消肿止痛

肩周炎是肩部关节囊和关节周围软组织的一种退行性、炎症性慢性疾患。主要临床表现为患肢肩关节疼痛，昼轻夜重，活动受限等。肩周炎初期进行刮痧可消肿止痛。

── 特效穴位理疗 ──

1 角刮▶ 风池

用角刮法刮拭风池穴30次，力度稍重，以出痧为度。

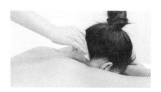

2 面刮▶ 肩井

用面刮法刮拭肩井穴30次，力度稍重，以出痧为度。

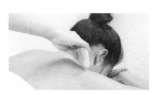

3 角刮▶ 大椎

用角刮法刮拭大椎穴50次，力度适中，以出痧为度。

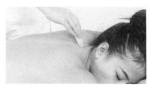

腰椎间盘突出 ▶拔罐强健腰膝

　　腰椎间盘突出是指由于腰椎间盘退行性改变后弹性下降而膨出，椎间盘纤维环破裂，髓核突出，压迫神经根而引起的以腰腿痛为主的病症，初期进行拔罐可强健腰膝。

—— 特效穴位理疗 ——

1 火罐留罐 ▶ 肾俞

将火罐扣在肾俞穴上，留罐10分钟，以局部皮肤潮红为度。

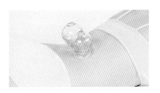

2 火罐留罐 ▶ 次髎

将火罐扣在次髎穴上，留罐10分钟，以局部皮肤泛红为度。

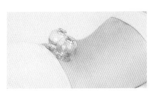

3 气罐留罐 ▶ 委中

将气罐吸附在委中穴上，留罐10分钟，以局部皮肤潮红为度。

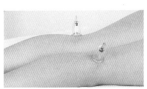

骨质疏松 ▸按摩强健骨骼

骨质疏松是一种以低骨量和骨组织微结构破坏为特征，导致骨质脆性增加和易于骨折的全身性骨代谢性疾病。本病常见于老年人，骨质疏松初期进行按摩可强健骨骼。

特效穴位理疗

1 按压▸ 缺盆

用示指、中指指腹按压缺盆穴1分钟，以局部有酸胀感为度。

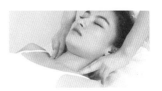

2 捏揉▸ 肩井

将拇指、示指、中指指腹置于肩井穴上捏揉3分钟。

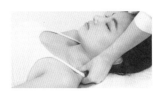

3 揉按▸ 天宗

将拇指指腹置于天宗穴上，其余四指握拳，揉按3分钟。

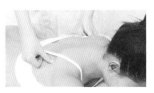

风湿性关节炎 ▶按摩舒筋通络

　　风湿性关节炎多以急性发热及关节疼痛起病，好发于膝、踝、肩、肘、腕等大关节部位，病变局部呈现红、肿、灼热。风湿性关节炎初期进行按摩可舒筋通络。

——— 特效穴位理疗 ———

1 掐按 ▶ 内关

用拇指指尖掐按内关穴1～3分钟，以局部有酸痛感为宜。

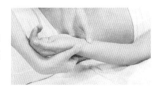

2 按压 ▶ 曲池

用拇指指腹按压曲池穴1～3分钟，以局部有酸痛感为宜。

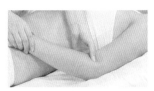

3 推按 ▶ 足三里

用拇指指腹推按足三里穴1～3分钟，以局部皮肤发热为度。

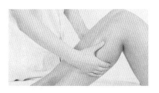

阿尔茨海默病 ▶按摩醒脑益智

　　阿尔茨海默病又称老年性痴呆，是一种进行性发展的中枢神经系统变性病，表现为渐进性记忆障碍、认知功能障碍。阿尔茨海默病初期进行按摩可醒脑益智。

——— 特效穴位理疗 ———

1 **拿捏** ▸ **风池**

用拇指和示指相对成钳形拿捏风池穴30次，每秒钟1~2次。

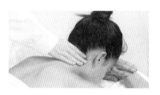

2 **拍打** ▸ **委中**

将手掌成空心状，拍打委中穴30次，以局部皮肤发红为度。

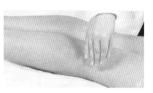

3 **揉按** ▸ **印堂**

将示指、中指并拢放于印堂穴上，用指腹揉按50次。

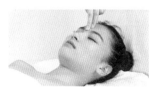

附录 病症特效穴疗法笔画索引

笔画	病症	特效穴疗法
三画	小腿抽筋	承山、委中、阳陵泉
	子宫脱垂	带脉、神阙、阴交
四画	支气管炎	中府、膻中、尺泽
	不孕症	神阙、关元、子宫
	不育症	肾俞、气海、足三里
	牙痛	下关、颊车、合谷
	中暑	风府、哑门、内关
	月经不调	气海、关元、中极
	风湿性关节炎	内关、曲池、足三里
五画	打嗝	内关、天突、翳风
	失眠	印堂、太阳、百会
	头痛	头维、印堂、列缺
	发热	大椎、太阳、曲池

笔画	病症	特效穴疗法
六画	早泄	肾俞、腰阳关、神阙
	闭经	关元、血海、足三里
	阳痿	神阙、气海、关元
	阴囊潮湿	脾俞、阴陵泉、三阴交
七画	抑郁症	心俞、百会、印堂
	围绝经期综合征	太阳、命门、肾俞
	呕吐	下脘、气海、内关
	低血压	气海、足三里、膈俞
	尿潴留	关元、阴陵泉、膀胱俞
	阿尔茨海默病	风池、委中、印堂
八画	贫血	膻中、中脘、足三里
	肥胖症	肺俞、胃俞、三焦俞
	空调病	太阳、风池、大椎

笔画	病症	特效穴疗法
八画	肺炎	大椎、身柱、肺俞
	肩周炎	风池、肩井、大椎
	乳腺增生	中脘、期门、阳陵泉
九画	带下病	百会、气海、中极
	胃痛	胃俞、中脘、天枢
	咳嗽	大椎、大杼、肺俞
	咽喉肿痛	大椎、肺俞、阴谷
	急性扁桃体炎	天突、曲池、孔最
	骨质疏松	缺盆、肩井、天宗
	便秘	肝俞、脾俞、大肠俞
	前列腺炎	命门、中极、三阴交
	冠心病	心俞、膻中、巨阙
	神经衰弱	百会、神门、内关
	眩晕	百会、神阙、足三里

笔画	病症	特效穴疗法
十画	哮喘	天突、列缺、曲池
	脂肪肝	肝俞、脾俞、期门
	胸闷	膻中、大包、期门
	高血压	印堂、太阳、人迎
	高脂血症	大椎、心俞、脾俞
	疲劳综合征	气海、列缺、足三里
	脑卒中后遗症	百会、印堂、委中
十一画	崩漏	大椎、曲池、气海
	偏头痛	太阳、百会、风池
	颈椎病	风池、大椎、大杼
	痔疮	大肠俞、足三里、三阴交
十二画	痢疾	天枢、大巨、足三里
	遗精	关元、三阴交、太溪
	痛经	关元、三阴交、八髎

笔画	病症	特效穴疗法
十二画	睑腺炎	风池、曲池、合谷
十三画	感冒	大椎、风门、肺俞
	腰椎间盘突出	肾俞、次髎、委中
	腹胀	肝俞、胃俞、中脘
	腹泻	中脘、天枢、神阙
十四画	鼻炎	上星、迎香、风池
	慢性胃炎	肝俞、脾俞、胃俞
	慢性咽炎	大椎、尺泽、合谷
	慢性胆囊炎	日月、章门、胆俞
	慢性盆腔炎	肾俞、腰阳关、三阴交
	膀胱炎	三焦俞、膀胱俞、昆仑
十六画	糖尿病	脾俞、胃俞、三焦俞